う蝕予防のための
ミルクフロリデーション

Milk fluoridation
for the prevention of dental caries

J Bánóczy, PE Petersen, AJ Rugg-Gunn

監修　平田　幸夫

財団法人　口腔保健協会

Milk fluoridation for the prevention of dental caries

Editors

J Bánóczy, PE Petersen, AJ Rugg-Gunn

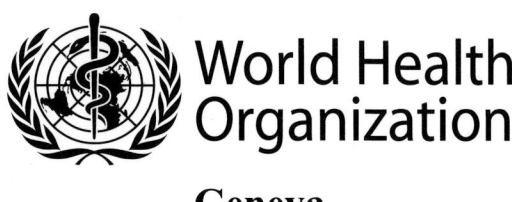

Geneva
2009

WHO Library Cataloguing-in-Publication Data

J Bánóczy, PE Petersen, AJ Rugg-Gunn (Editors). Milk fluoridation for the prevention of dental caries. World Health Organization, 2009.

1. Milk. 2. Fluoridation. 3. Oral health promotion. 4. Dental caries prevention

Authors: Jolan Bánóczy; Michael Edgar; Poul Erik Petersen; Andrew Rugg-Gunn; Alberto Villa; Margaret Woodward.

ISBN 978 92 4 154775 8   (NLM classification: QV 50)

© World Health Organization 2009

All rights reserved. Publications of the World Health Organization can be obtained from WHO Press, World Health Organization, 20 Avenue Appia, 1211 Geneva 27, Switzerland (tel.: +41 22 791 3264; fax: +41 22 791 4857; e-mail: bookorders@who.int). Requests for permission to reproduce or translate WHO publications – whether for sale or for noncommercial distribution – should be addressed to WHO Press, at the above address (fax: +41 22 791 4806; e-mail: permissions@who.int).

The designations employed and the presentation of the material in this publication do not imply the expression of any opinion whatsoever on the part of the World Health Organization concerning the legal status of any country, territory, city or area or of its authorities, or concerning the delimitation of its frontiers or boundaries. Dotted lines on maps represent approximate border lines for which there may not yet be full agreement.

The mention of specific companies or of certain manufacturers' products does not imply that they are endorsed or recommended by the World Health Organization in preference to others of a similar nature that are not mentioned. Errors and omissions excepted, the names of proprietary products are distinguished by initial capital letters.

All reasonable precautions have been taken by the World Health Organization to verify the information contained in this publication. However, the published material is being distributed without warranty of any kind, either expressed or implied. The responsibility for the interpretation and use of the material lies with the reader. In no event shall the World Health Organization be liable for damages arising from its use.

Printed in Switzerland

List of contributors

Jolán Bánóczy	Professor, Semmelweis University Budapest, Hungary.
Michael Edgar	Professor, University of Liverpool, UK.
Poul Erik Petersen	Responsible Officer for Oral Health, Department of Chronic Disease and Health Promotion, World Health Organization (WHO), Geneva.
Andrew Rugg-Gunn	Professor, Newcastle University, UK.
Alberto Villa	Associate Professor, Institute of Nutrition and Food Technology, University of Chile, Santiago, Chile.
Margaret Woodward	Public Health Specialist, Milk Fluoridation Project Co-ordinator, UK.

日本語版への序文

本書「Milk fluoridation for the prevention of dental caries」の日本語への翻訳版の出版にあたりまして，巻頭のご挨拶をさせていただく機会をあたえていただき，光栄に存じます．

日本ではう蝕罹患が減少しています．しかし，その一方でう蝕罹患に関する健康格差が依然として存在するという報告がなされています．ミルクフロリデーションの導入は，日本におけるう蝕の健康格差を解決するための新しい戦略の推進に有効と思われます．この著書が日本語に翻訳されることを歓ぶとともに，重要な公衆衛生手段となることを期待しています．

本書の中には，今村先生による日本でのミルクフロリデーションが初期の研究の一つとして紹介されています．このデータはわれわれにう蝕予防のための重要な情報となりました．

本書ミルクフロリデーションの日本語版作成にむけて，要請と努力を行われた日本の歯科界に対して感謝申し上げます．特に，この日本語版の出版を実現された翻訳者の方々に心から感謝申し上げます．

Responsible Officer Global Oral Health Programme World Health Organization
Dr. Poul Erik Petersen

翻訳にあたって

　一昨年，宮武光吉先生（財団法人口腔保健協会顧問）から，本書 WHO 刊行物の「Milk fluoridation for the prevention of dental caries」の翻訳をしてみませんかとのお誘いをいただき，長年，恩師の飯塚喜一先生のもとでフッ化物に関する研究に携わってきた一人として身に余る光栄と思い，快諾致しました．わが国では Milk fluoridation への認識は他のフッ化物の応用法に比べて少ないように思いますが，わが国のフッ化物応用の創成期に今村嘉孝先生（現；横浜で開業医）が行ったフッ化物全身応用である Milk fluoridation に関する先駆的な研究実績が掲載されていることは，翻訳をお引き受けする意義を深く痛感致しました．

　翻訳には，神奈川歯科大学社会歯科学講座歯科医療学分野の教室員（山本龍生准教授，阿部智助教）を中心に，元厚生労働省歯科保健課長で本学瀧口徹客員教授，本学口腔保健学分野の荒川浩久教授にご協力を仰ぎました．そして，その他多くの方々のご協力をいただいてやっと出版にこぎつけることができました．翻訳に際しては，原文をできるだけ尊重しつつ，日本語として理解しやすいように心がけましたが，至らぬ点や不適切な表現も多々あることと思います．読者諸賢のご教示を頂ければ幸いに存じます．

　本書の翻訳にあたり，本書の編集者の一人で WHO の口腔保健の責任者である Dr. Poul Erik Petersen が昨年の第 59 回日本口腔衛生学会総会の特別講演の講師として招かれた際に，唐突にも会場で日本語版出版への序文の執筆をお願いしたところ，新年になり原稿をお寄せいただきました．ご多忙の中での Petersen 先生のこのようなご配慮に対して深甚なる謝意を表します．また，貴重なアドバイスをいただきました宮武光吉先生，今村嘉孝先生が初代会長を務めたヨナミ会の現会長の根岸達郎先生ならびに幹事の今村嘉宣先生，さらに，本書の翻訳権を快く許諾していただいた WHO の関係者にも深く感謝申し上げます．

　本書出版にあたっては，本書の翻訳権の交渉を始め，翻訳作業全般を通して技術的な助力を惜しまずこの日本語版の出版を実現させていただきました皆様に心から感謝申し上げます．特に最後に，遅れ気味の翻訳作業を辛抱強く，爽やかに対応いただきました口腔保健協会の関係者に感謝の意を表します．

2011 年 1 月

神奈川歯科大学社会歯科学講座歯科医療社会学分野

教授　平田　幸夫

目　次

日本語版への序文 …………………………………………………………………… vii
翻訳にあたって ……………………………………………………………………… ix
序　文 ………………………………………………………………………………… xiii

第1章　ミルク，栄養とヒトの健康 …………………………………………… 1
　1　緒　言 …………………………………………………………………………… 1
　2　ミルクの種類，その処理と栄養上の価値 …………………………………… 1
　3　世界のミルク消費 ……………………………………………………………… 4
　4　非アルコール性飲料の消費の増加がミルクの消費に与える影響 ………… 6
　5　公衆衛生的なミルクプログラムと健康との関連 …………………………… 7
　6　ミルク不耐性 …………………………………………………………………… 9
　7　ミルクと歯の健康 ……………………………………………………………… 10
　8　要　旨 …………………………………………………………………………… 15

第2章　臨床研究 …………………………………………………………………… 16
　1　緒　言 …………………………………………………………………………… 16
　2　初期の研究 ……………………………………………………………………… 16
　3　Borrow 財団 …………………………………………………………………… 17
　4　スコットランド ………………………………………………………………… 18
　5　ハンガリー ……………………………………………………………………… 21
　6　イスラエル ……………………………………………………………………… 25
　7　アメリカ合衆国ルイジアナ …………………………………………………… 26
　8　ブルガリア ……………………………………………………………………… 26
　9　中　国 …………………………………………………………………………… 30
　10　チ　リ …………………………………………………………………………… 32
　11　イギリス ………………………………………………………………………… 35
　12　ロシア …………………………………………………………………………… 38
　13　その他の研究 …………………………………………………………………… 41
　14　ミルクフロリデーションを評価する臨床研究の考察 ……………………… 42
　15　結　論 …………………………………………………………………………… 48

第3章　基礎的科学研究 …………………………………………………………… 51
　1　緒　言 …………………………………………………………………………… 51
　2　ミルク中フッ化物の化学 ……………………………………………………… 51
　3　吸収，代謝，排泄 ……………………………………………………………… 54

	4　口腔内システムに対するミルク中フッ化物の影響	62
	5　包括的要約：ミルクフロリデーションの生物学的妥当性	70

第4章　ミルクへのフッ化物添加 …… 71
　1　緒　言 …… 71
　2　フッ化ナトリウムによるフッ化物添加ミルクの製造 …… 73
　3　モノフルオロリン酸によるフッ化物添加粉ミルクの製造 …… 75
　4　フッ化物添加ミルクの安定性 …… 75
　5　結　論 …… 80

第5章　地域に基づいたプログラムの実施 …… 81
　1　緒　言 …… 81
　2　ミルク配達システム …… 81
　3　事業計画の立案と管理 …… 87
　4　学んだ教訓 …… 93
　5　事業計画の実行可能性と持続性の確立 …… 93
　6　要　旨 …… 95

第6章　ミルクフロリデーションプログラムのフッ化物曝露の6つの評価 …… 96
　1　緒　言 …… 96
　2　フッ化物添加ミルクの品質のモニタリング …… 97
　3　生物学的モニタリング …… 97
　4　フッ化物添加ミルクと尿中フッ化物の確定 …… 101
　5　結　論 …… 103

第7章　計画の評価 …… 104
　1　評価は何のためにするのか？ …… 104
　2　何を評価するのか …… 105
　3　臨床的有効性 …… 106
　4　研究デザイン戦略 …… 109
　5　経済的な評価 …… 110
　6　安全性についての評価 …… 111
　7　過程評価 …… 112
　8　実施計画書の準備 …… 113
　9　要　旨 …… 119

第8章　結　論 …… 121

References …… 123

序　文

　非伝染性の疾病（NCD）の負担が急増している．増加している NCD 問題に対して，世界保健機関（WHO）と食糧農業機関（FAO）は，2003 年 4 月に，*Diet, Nutrition and the Prevention of Chronic Diseases*（WHO/FAO，2003）を発表した．この報告は，口腔疾患を含めた慢性疾患に対する食事，栄養，運動の関係において，最良の現在利用可能な科学的根拠を含んでいる．続いて 2004 年に，WHO は個人，地域，国家そしてグローバルなレベルにおいて疾病の減少につながる持続可能な行動を導く全体的な目標とともに食事，運動，健康に関する世界戦略を開始した（WHO，2005 a）．

　口腔疾患は世界の大部分に広がっている慢性疾患で，どこの国でも重大な負担となっている．WHO が公表した世界的な口腔疾患のレビューでは，世界中の人々において口腔の大きな改善が認められているにもかかわらず，問題は恵まれない集団において，まだ持続すると強調されている（WHO，2003 a；Petersen，2003；Petersen ら，2005）．WHO は，口腔の健康は一般的な健康には不可欠なものとみなしている．そして，口腔の病気や状況は，人々の健康と幸せに広範な影響を及ぼし，さらに，口腔の健康と身体の健康は，不十分な食事と栄養のように，危険因子を分かち合っている．そのようなことから，身体の疾患予防プログラムの中には，口腔の疾病予防を取り入れなければならない．

　う蝕は，多くの高所得の国では 60～90％の児童と大多数の大人に影響を与え，依然として重大な公衆衛生問題のままである（Petersen，2003；Petersen ら，2005）．それはまた，いくつかのアジアの国やラテンアメリカでも，もっとも一般的な口腔の病気でもある．当面は，いくつかの低所得の国々ではまれにある程度であるが，WHO の報告では，生活状況や食習慣の変化を考慮すると，特にう蝕の発生率は，砂糖の消費量の増加と不十分なフッ化物の応用の結果として増加すると予測している．

　フッ化物の不足がう蝕の原因ではないことを認めなければならない．WHO の World Oral Health Report（WHO，2003 a）は，歯の萌出後の砂糖の消費量と消費頻度がう蝕の主要な病因の 1 つであることを明らかにしている．慢性疾患における食事の役割に関する最近の系統的分析（WHO/FAO，2003）では，遊離（添加）糖はエネルギー摂取量の 10％未満に抑えるべきであり，遊離糖を含む食物や飲み物の摂取は 1 日に最大 4 回までに制限されるべきであると推奨している．高い消費水準の国々に関しては，国家保健当局や地域での意思決定者が遊離糖の消費の軽減のために国独自の，あるいは地域独自の目標を定めることを勧めている．しかしながら WHO では，現在栄養状態に変化

をきたしている多くの国において，適切なフッ化物摂取のないことに注目している（WHO/FAO, 2003；Petersen と Lennon, 2004）．

それらの国に可能なフッ化物プログラムの実現を確実にするのは，国家の保健当局の責任である（WHO/FAO, 2003）．フッ化物と口腔の健康に関する WHO の専門委員会のレポート（WHO, 1994）と最近の最新情報（WHO/FAO, 2003；Petersen と Lennon, 2004）では，WHO は，公衆衛生プログラムの一部として，食事とフッ化物の管理を通した有効なう蝕予防の重要性を強調した．大多数の国では，う蝕は社会経済状態に非常に関連している．そして，水道，塩，またはミルクを用いたフッ化物の自動管理によるう蝕予防は，もっとも公正であると記されている．フッ化物の使用に関する WHO 見解は一連の World Health Assembly Resolutions（WHA 22.30，WHA 28.60，WHA 31.50）と，2007 年の WHA 60.17 Oral Health-Action Plan for Promotion and Integrated Disease Prevention にさらに詳述されている．

World Oral Health Report（WHO, 2003 a）は，地域，専門家，個人の共同の活動が砂糖の消費の影響を減少させて，フッ化物の有益な効果を重要視することでう蝕予防は可能であることを示した．しかしながら，多くの低所得国では，口腔保健サービスへのアクセスが限られている．同様に，これらの国では，かなりの数の人口集団に十分なサービスが行きわたっていない．これらの理由によると，専門的に応用されるフッ化物はそれほど公衆衛生に適切ではない．

フッ化物の口腔の健康効果に関する研究はおよそ 100 年前にスタートした．初めの 50 年間では，研究の中心が自然な飲料水中のフッ化物とフッ化物濃度を調整した飲料水でのう蝕とフッ素症の関連に集中していた．そして，20 世紀の後半では，研究の中心はフッ化物配合歯磨剤，フッ化物洗口，そして，water fluoridation（水道水フッ化物濃度調整）のために必要な施設の整わない地域における water fluoridation の代替手段としてのミルクフロリデーション（milk fluoridation）の進展と評価に移行していった．

自動的に住民へのフッ化物の供給を管理できる代替手段としてのミルクフロリデーションは，スイスで 50 年程前に始められた．1988 年に，最初の地域ベースの計画がブルガリアで導入され，約 15,000 人の子どもたちが実施した．2000 年までに，この計画は他の 4 カ国で導入され，114,000 人の子どもたちに増加していた．最近では，特にタイ，チリでさらに拡大し，現在では，5 カ国で 80 万人の子どもが国際的なプログラムに参加している．ミルクフロリデーションは主に子どもを対象としていることから，ミルクフロリデーション計画は学校保健プログラム（健康的な食事と栄養に関する WHO, 2003 b）の背景の中で，定着している．

公衆衛生手段としてミルクフロリデーションの根拠は多くの研究で示されてきている．かなりの基礎研究と公衆衛生研究が，フッ化物添加ミルクの有効性についてしっか

りした科学的な根拠を強化するために，最後の10年で実行されてきた．Borrow Dental Milk 財団（BDMF）は個人への助成金という形でこれらの研究を促進してきた．そして，博士研究やWHOと協力して長期の助成金の支援することによって，これらの研究は良い結果をもたらし，それらは同分野の専門家による評価（peer-review）のある国際雑誌で発表された．

共通のガイドラインに沿ってこれらの研究を実行ならびに評価するために，1980年代にWHOとBDMFとで協議が始められ，2002年からは，WHO Global Program for Milk Fluoridation が Poul Erik Petersen の指揮のもとで実施された．世界中の地域で確立される国家的ミルクフロリデーションプログラムの経験から，WHOおよび改名したBorrow財団（BF）が建設的な協力を行い，食事と栄養ならびに学校保健プログラムの中でフッ化物を用いることを通してう蝕予防を行うことで，効果的な口腔の健康の促進と予防を行った．読者が手にしているこの本の第一版は，「う蝕予防のためのミルクフロリデーション」のタイトルでK. W. Stephen, J. Bánóczy と G. N. Pakhov によって編集され，そして，1996年にジュネーブでWHOとBorrow Dental Milk 財団によって出版された．

新たに出版した本版の狙いは，ミルクフロリデーションによるう蝕予防計画，実施，拡大に関して，科学的根拠に基づいた基盤整備を地域や国家レベルで行う際の公衆衛生計画者や管理者に支援を提供するためである．最後に，本版はミルクフロリデーション計画の評価のための基本指針を提供する．

ジュネーブ，2009
Poul Erik Petersen

第1章 ミルク，栄養とヒトの健康

A. J. Rugg-Gunn, P. E. Petersen

1　緒言

「ミルクと蜂蜜に富んだ土地」は豊かな土地であり，生活するのに好ましい場所とされてきた．われわれの人生の初期が母乳によって支えられてきたことから，長い間ミルクは栄養になる食物と考えられてきた．われわれが他の動物からミルクを摂取するようになったのは狩猟から牧羊に変わった頃—おそらく8,000年ぐらい前のメソポタミアの頃—であり，ミルクの摂取をはじめ，さまざまなことで動物からの恩恵を得た（Southgte, 2000）．現在，乳製品の産業はほとんどの国の農業政策において必要不可欠であり，これらの政策によって生産性の高い家畜の飼育と効果的で安全な搾乳ならびに出荷システムが発展した．ミルクはクリーム，チーズ，バターなどを作るときにも使われるが，これらは本総説の範囲ではない．

これらの発展は驚くには足らない．なぜなら母乳は新生児にとって唯一の栄養源であり，少なくとも生後4カ月までは急速な成長と発達のために必要なエネルギーと栄養を提供するからである．ヒト以外のミルクは母乳とは組成が異なるが，子どもだけでなく実際には大人の栄養にも大きく貢献している．ミルクの消費は非常に重要なため，多くの国では学校でのミルクの供給が公衆衛生政策となっている．

2　ミルクの種類，その処理と栄養上の価値

ヨーロッパ，アメリカ，南洋州では牛乳がもっとも重要な種類のミルクである．ラップランドではトナカイのミルクが，ユーラシアの大部分では馬やロバのミルクが重要である．中東ではラクダやヤギのミルクが伝統的な飲み物であるが，現在は牛乳にとって代わりつつある．南アジアや東南アジアではバッファローのミルクがポピュラーである．アフリカでは，ヨーロッパで飼育されているものとは種が違うが，牛乳が主である．これらのいくつかの組成を**表1-1**に示すが，いくつかの栄養素で大きな違いがみられる．

牛乳がもっとも広く消費されているが，一般的に，牛乳は急速に品質が低下するため，それを防止，少なくとも遅延させるために処理がされる．もっとも軽い処理は低温殺菌であり，芽胞を作らない病原菌や耐熱性でない生物を殺すためにミルクを最低72℃で15〜25秒間加熱する．しかし低温殺菌されたミルクは，有芽胞細菌の増殖を防

表 1-1 さまざまな動物のミルクの組成（100 ml あたり）

	ヒト[1]	牛[1]	ヤギ[1]	羊[1]	ラクダ[2]	バッファロー[2]
水 (g)	87	88	89	83	89	83
エネルギー (kJ)	289	274	260	388	264	385
たんぱく質 (g)	1.3	3.3	3.1	5.4	2.0	4.1
脂肪 (g)	4.1	3.9	3.7	5.8	4.1	5.9
乳糖 (g)	7.2	4.5	4.4	5.1	4.7	5.9
カルシウム (mg)	34	118	100	170	94	175

(1) Food Standards Agency, 2002.）
(2) Southgate, 2000.）

ぐために冷蔵庫での保存が不可欠である．超高温（瞬間）殺菌されたミルクを，酸素を除いたパックに無菌的に詰めた場合には室温で長時間保存できる．この過程には130℃で1秒間のミルクの加熱処理が含まれる．ミルクを完全に殺菌するには117～123℃で10～12秒間の処理を行う（VarnamとSutherland, 1994）．超高温（瞬間）殺菌または殺菌されたミルクは低温殺菌されたミルクと味が少し異なる．主に飲用可能な期間を延長させるため，ミルクの発酵は1,000年もの間行われてきた．乳酸菌が使われ，乳糖を乳酸に変えてpHを下げ，多くの病原菌の増殖を防ぐ．さらなる利点は好ましい腸内細菌叢の確立である．ミルクの輸送と保存を簡単にし，保存期間を延長するためにミルクを粉末に還元し，家庭や地方の建物内で必要に応じて水を加えて戻す．今日では，粉末は噴霧乾燥の普及により，以前の加熱したローラーによる乾燥に比べてビタミンやたんぱく質の分解が低く抑えられている．

　WHOとUNICEF（2003, 2007）は最近発刊した出版物で，乳児の適切な成長，発達と健康のために生後6カ月まではもっぱら母乳を与えるべきであることを強く推奨している．また，母乳が乳児の健康的な成長と発達のために与える無比で理想的な食事であると強調している．6カ月以降は子どもの発達状況に応じた栄養的要求に合わせて，2歳またはそれ以降までは，母乳による育児の中で栄養的に適切で安全な補足的な食事を与えるべきである．乳児に母乳を与えるべきでないという医学的理由はほとんどない．たとえばHIVに感染した母親は生後6カ月間母乳を与えることが今は推奨されており，生後6カ月での中止も推奨されていない（WHO, 2007）．

　生後6カ月以降に与える補足的な食事は，安価なものか工業生産されたものでありうる（WHOとUNICEF, 2003）．それらは栄養的に適切で安全であるべきで，さらに微量養分の供給が必要になるかもしれない（WHOとUNICEF, 2007）．牛乳は生後6カ月までの乳児には不適切であり，牛乳を基本とした人工乳が多くの国で生産され市場で売買されている．それらは母乳代用品の販売流通に関する国際規準に基づいて売買や配給がなされなければならない（WHOとUNICEF, 2003）．人工乳は大豆からも作ら

表 1-2　いくつかの牛乳製品の組成（100 ml あたり）

	全乳	半脱脂乳	脱脂乳
水 (g)	88	90	91
エネルギー (kJ)	274	195	136
たんぱく質 (g)	3.3	3.4	3.4
脂肪 (g)	3.9	1.7	0.2
乳糖 (g)	4.5	4.7	4.4
カルシウム (mg)	118	120	122

(Food Standards Agency, 2002.)

れ，動物からのミルクを避けたい人に使われている．

　ミルクはエネルギーと必須栄養素—たんぱく質，脂肪，炭水化物，ビタミン，ミネラルを供給する．ミルクの主なたんぱく質はカゼインであり，牛乳では全たんぱく質の約80％を占める．その他の主要なたんぱく質はラクトアルブミンや免疫グロブリンである．カゼイン—ミルクの中では実際にはカゼイノゲンとして存在し，胃の酵素によってカゼインに変成される—はミルクの中でカルシウムとリン酸塩を溶液中で保持する主要な因子である（Southgate, 2000）．ミルクのアミノ酸組成は穀類のそれを補完するものであり，穀類が普及している地域では特に有用である．ミルク中のほとんどすべての脂肪は飽和しており，不飽和脂肪はごくわずかである．

　脂肪，飽和脂肪は特に，その摂取は一般的であり，多くの先進国では摂りすぎであるために，現在では子どもも大人も低脂肪のミルクを選ぶように強くすすめられている．これらは半脱脂または脱脂のミルクである（**表 1-2**）．エネルギーと脂肪の含有量および脂溶性ビタミンの減少を除き，栄養組成はほとんど変わりがない．小さい子どもには濃縮されたエネルギー源を与えることが重要である．したがって生後2歳までは低脂肪乳でなく全乳を与えるべきである．2歳から5歳までの子どもに対する適切なミルクへの脂肪の含有量に関しては推奨がさまざまである．WHO（2005 b）は2歳以降の子どもに対する脱脂乳の選択を受け入れている．イギリスでは最近，2〜5歳児には半脱脂乳，食欲がありさまざまな食事を食べるならば脱脂乳を与えることを推奨している（Food Standards Agency, 2008）．国によって全脂肪から半脱脂，半脱脂から脱脂へ変更することを推奨する年齢がさまざまである．

　ミルクのほとんどすべての炭水化物は乳糖，糖としての二糖類であり，本章で後ほど歯の健康との関係を議論する．ミルクの無機質（しばしば「ミネラル」として知られる）成分は就学前児の発達に不可欠である．表 1-1 にみられるように，カルシウム濃度はヒトよりも牛のミルクのほうが一般的に高い．ミルクは重要なカルシウム源であり，多くの国で子どもの1日所要量の半分以上を提供している．次にもっとも重要な無機成分はヨウ素とリンであり，次いでカリウム，マグネシウム，亜鉛，セレニウムである．

表 1-3　ミルク消費の世界的傾向（kg/人/年）

	1964～66	1997～99	2030
世界	74	78	90
開発途上国	28	45	66
近東および北アフリカ	69	72	90
サハラ砂漠以南のアフリカ	29	29	34
中南米諸国およびカリブ海	80	110	140
東アジア	4	10	18
南アジア	37	68	107
過渡期の国々	157	159	179
工業国	186	212	221

(WHO, 2003a)

ミルクは鉄や銅が供給源ではない．ミルクに含まれる栄養素の濃度は季節や国により少し異なり，国の成分表はもっと詳細な情報を考慮するべきである．多くの他の食事と異なり，これらの無機質の栄養成分の有効性（すなわちそれらの腸から血流への吸収）はミルクでは高い．ミルクは脂溶性ビタミン（たとえばA，D，E）と水溶性ビタミン（主にB）の両方を含んでいる．脂溶性ビタミン濃度は全乳に比べて低脂肪乳では非常に低くなっているであろう．たとえばビタミンA（レチノール等価）濃度は全乳，半脱脂乳，脱脂乳で100 gあたりそれぞれ約37，21，1 μgである（Hollandら，1989）．脱脂乳を扱ういくつかのブランドではビタミンの添加を行っている．特に超高温（瞬間）殺菌ミルクにおいてある種のビタミンBは熱処理や保存によって減少する．チアミン（ビタミンB_1），リボフラビン（ビタミンB_2），ビタミンB_{12}と葉酸の0～10％，ビタミンCの約10％が破壊されるが，さまざまな食物のなかでミルクはそれらの重要な栄養源ではない．50％までのビタミンCと葉酸は超高温（瞬間）殺菌ミルクの長期保存で失われる（Food Standard Agency，2008）．しかし忘れてはならないのは，加熱や保存によって栄養素が失われるのはミルクに限ったことではなく，多くの食べ物でも起こることであり，また加熱や保存によっても多くの栄養的な価値が残ることもまた事実である．

3　世界のミルク消費

　一人あたりのミルク消費量は世界の地域によってさまざまである．1997～1999年には世界の平均消費量は年間一人あたり78 kgと推計された（**表1-3**）．工業国では消費量がもっとも高く年間一人あたり212 kgであり，これは開発途上国の推計消費量（年間一人あたり45 kg）の4倍である．開発途上国のなかでは，南米の国々（年間一人あたり110 kg）がその他の国々よりも消費量が多い．

表 1-4 世界のいくつかの地域における 2003 から 2010 年におけるミルクの見積りの年間増加率

	液体ミルク	全乳粉末	脱脂粉末
中国	20	7	17
東南アジア	6	4	-
ヨーロッパ連合	4	4	-
CEEC（EU 非加盟国）	3	10	10
ロシア，ウクライナ，ベラルーシ	3	4	9
中南米諸国	3	-	-
中東，北アフリカ	3	-	12

- ＝データなし　　　　　　　　　　　　　　　　　　　　　　（Goldberg と Herman，2006．）

　世界的には，1964～1966 年から一人あたりのミルク消費量は 74 から 78 kg/人/年へとわずかな上昇を示した（表 1-3）．この結果から 2030 年には 90 kg/人/年まですべての 3 つのカテゴリの国々（工業国，過渡期の国々，開発途上国）で上昇することが予想されている．地球規模では，人口の多い東アジアと南アジアの 1965～1998 年の増加と 1998～2030 年の増加予想がもっとも重要である．中南米諸国およびカリブ海における増加予想も重要である．

　いくつかの地域における液体ミルクと粉末ミルクの 7 年間の見積りの年間増加率が**表 1-4** に示されている．いくつかの国々（インド亜大陸，南洋州と北アメリカを含む）と，いくつかの種類のミルクではデータを得ることができなかった．液体と粉末ミルクの生産量の増加は，リストにあがったすべての国々で予想されたが中国では特に大きな増加が見込まれた．ほとんどの国々がミルクを自給自足している．オーストラリア，ニュージーランドやヨーロッパは彼らが消費する以上に生産しているが，東南アジア，中東，中央アメリカはミルクそのもの正味の輸入国である（Goldberg と Herman，2006）．

　中国におけるミルクの消費の変化は，その 13 億人の人口とともに世界のミルクの生産と消費に大きな影響を及ぼすであろう．伝統的には味と食習慣から中国においてミルクは一般的ではなかった．また新鮮なミルクの輸送の難しさと比較的高価であることも過去において中国でミルクの消費が少なかった理由である．2003 年の一人あたりのミルク消費量はわずかに 5.6 kg/年であった（Fuller と Beghin，2004）が，20～30 年前は 1 kg/年であったことと比較すべきである．中国における消費の増加のほとんどは都市部で起こっており，2002 年には 16 kg/人/年近くまでの消費となっているが，農村部では 1 kg/人/年未満であった（Fuller と Beghin，2004）．北京と上海での消費量は南の都市である広州の 2 倍である．重要な要因は，超高温（瞬間）殺菌ミルクが新鮮なミルクの値段の 10 倍であることと，現在，都市の家庭の 87％が冷蔵庫を持っていることである．中国はミルクを輸入しているが 1997～2002 年にかけて国内での生産が 2 倍に増

表 1-5 イギリスの青年における20年間（1980〜2000）のミルクとソフトドリンク（非アルコール性飲料）の消費（g/日）の相互変化

	男			女		
	1980 (人数=193)	2000 (人数=196)	変化 (%)	1980 (人数=212)	2000 (人数=228)	変化 (%)
ミルク	251	148	41↓	190	109	43↓
ソフトドリンク	111	321	189↑	107	267	150↑

(Zohouri ら, 2004.)

えた（Fuller と Beghin, 2004）．中国におけるこれらの変化は，中国政府による乳製品工業の活性化によって人々の健康を改善しようとする政策と，都市における食習慣の急速な変化によるものである（Zhou ら, 2002）．ごく最近，中国のミルク生産において現在と今後数年にわたる消費に影響を与えかねない重大な安全上の問題が起こった．2008年9月，人工乳とそれに関連する乳製品にメラミンが不法に加えられていたことが明らかになった（WHO, 2008 a；FAO, 2009）．2008年12月までに5万人以上の中国の子どもが入院した（WHO, 2008 b）．

4 非アルコール性飲料の消費の増加がミルクの消費に与える影響

表1-3と表1-4の工業国やEUの国々においてミルク消費量の増加が示されているが，いくつかのヨーロッパの国では近年消費が減少している．ミルクの入手可能性が減少しているのは，主に北と西ヨーロッパの国々である（Trichopoulou ら, 2002）．これらの著者によると，たとえばノルウェーではすべてのミルクの入手可能性は1986〜1988年から1996〜1998年にかけて28％減少し，1996〜1998年のミルクの72％が低脂肪乳であった．彼らはまた同時期に非アルコール性飲料の消費の増加を報告し，ミルク消費のもっとも減少した国において非アルコール性飲料の消費がもっとも高かったことも報告した．

非アルコール性飲料（ソフトドリンク）の消費の増加とそれに並行したミルク消費の減少は，イギリスの青年のデータを用いた**表1-5**にみることができる（Zohouri ら, 2004）．子どもや青年による非アルコール性飲料とミルクの消費の似たような時間的傾向は，アメリカのHeller ら（1999）やドイツのSichert-Hellert ら（2001）によって報告されている．小児期の肥満と非アルコール性飲料の消費のパラレルな増加は，健康の当局によって示されている．WHO/FAO（2003）を引用すると，「多くの国で子どもによる砂糖入りのソフトドリンクの消費が増加し高くなっていることは重大な問題である」．肥満の病因は多因子であることを認識しなければならないが，WHOは砂糖入りのソフトドリンクと肥満を結びつけるエビデンスのレベルを「可能性あり」に分類した．さらにこれらの飲み物は若い人々の遊離糖の主要な源であり，WHO/FAO（2003）

は遊離糖とう蝕の関係のエビデンスレベルを「説得力がある」に分類した．したがって砂糖入りの非アルコール性飲料は，全身と口腔の両方の健康に対するリスク因子である．

5　公衆衛生的なミルクプログラムと健康との関連

　ミルクは1,000年間栄養分のある食べ物とみなされてきたが，ミルクの予防的な因子が同定されたのは1918年頃である（Southgate, 2000）．これはビタミンが発見された時期である．ミルクに関係するものではビタミンAが1913年，ビタミンDが1922年，ビタミンB_2（ラクトフラビン）が1916年に発見された．1920年までにイギリスでは「学校ミルク互助会」が奨励され，地域の当局や慈善団体によってその費用が支払われた．しかしイギリス政府はミルクに対して費用を支払いたがらず，母子福祉計画を通じて安価なミルクが製造される1940年まで支払わなかった．結局1944年にイギリスのすべての学童に，学校でのミルク（学校のある日1日あたり189 ml）が無料で提供されることとなった．イギリスでは1971年にこれが終了し，その後は地域の当局と保護者が費用を負担した．1977年にはEUが子どもによるミルク消費を増加させ，学校における全乳や半脱脂乳の価格を下げるために学校ミルク計画を導入した．

　さらに最近になると世界食糧農業機関（FAO）は，学校ミルクプログラムの情報を調整しようと努め（Griffin, 2005），国際学校ミルク情報センターがFAOを本拠にローマに設立されることが予定されている．学校ミルクプログラムを発展させ強化する運動がセンターの活動である．プログラムに関する質問について，国々からの回答はプログラム開発，資金と管理，国のミルク消費への影響に関して多様性がみられた．たとえばタイでは，学校でのミルクが国のミルク消費の25％を占めるが，スウェーデンでは4％である．このように国の資金は，上は全額補助金で賄うところからさまざまである．資金の最高レベルのフィンランドとスウェーデンでは，中等教育が終わるまで無料でミルクが提供されている．そのプログラムの財政上の費用は重大であるが短期的，長期的な健康利益と比較検討されるべきである．ケニアでは政府出資の学校ミルクプログラムで1989年に4,400万lが提供されたが，1997年の中止される前にはわずか300万lであった（Griffin, 2005）．FAOは最近，9月最後の水曜日を世界学校ミルクデーとし，2004年には30以上の国々が参加して祝った（Griffin, 2005）．このように学校ミルクを含む公衆衛生ミルクプログラムは健康と農業の当局による支援がある．

　WHO/FAOの食事，栄養と慢性疾患の予防に関する報告では，子ども時代における良好な栄養の重要性が強調されている（WHO/FAO, 2003）．各国の厚生省は，各部門が協力できるような仕組みについて注意深く検討するように求められてきた．戦略には課税や価格設定，食品成分表示，学校給食政策，栄養プログラムの支持が含まれる．ミ

ルクの供給に関する例としてはチリにみられ，50年以上にわたり国家補完栄養補給プログラム（PNAC）によって妊娠期と授乳期には粉ミルク，2歳までの子どもには粉ミルク，6歳までの子どもにはミルク誘導体が供給されている．PNACの3つの大きな目的の1つは，妊娠期と授乳期の母親にサプリメントを提供することで母乳育児を促そうとすることである（UauyとKain, 2002）．国家の補償範囲は約90％である（Mariñoら，2001）．

世界の子どもの約5分の1は中国に住んでいる．中央政府は子どもの栄養を改善する必要性を認識してきた．そして2000年に20の省，市，自治区を含む地域で国家的学校ミルクプログラムが実施された（中国日報，2001）．これは1997年，中国国務院の国の栄養に関する行動計画の承認と1999年から始まった5つの市の2,000の学校での試みの成功に続くものであった（Junら，2004）．農業省の副大臣であるZhang Baowenは「中国は2億人以上の児童生徒を有し，学校ミルクプログラムの包括的な実施は非常に重要である」と述べた（中国日報，2001）．

多くの国々で，学校ミルクへの国の補助金がなくなる動きが起こってきた．たとえばニュージーランドでは，学校ミルク計画への国のサポートが1967年に中止された．それ以降ミルクは飲み物としてソフトドリンクとの無情な競争に直面することとなり，ニュージーランドでは過去20年間にミルクの消費が30％減少した（WhamとWorsley）．一方，砂糖入りの非アルコール性飲料により健康リスクが引き起こされていることが認められ，イギリスでは，政府の政策によって学校内の自動販売機では水，ミルク，フルーツジュースだけしか供給できない（HM Government, 2007）．これは学校におけるヘルスプロモーションの一環としてWHOによって薦められたものである（WHO, 2003 b；Kwanら，2005）．多くの国で乳製品の飽和脂肪を減らす必要があるという考えにより，全乳の代わりに脂肪1.7％含有の半脱脂乳が推奨されることとなった（Department of Health, 1994；Health Education Authority, 1995）．最近の研究では，脂肪含有量を減少させても1.0％よりも多ければほとんど味に影響がないことが示された（乳製品協議会，私信）．

ミルクは多くの栄養素の貴重な源である．成長に関しては，イギリスの無作為化比較試験でBakerら（1980）が学校において，無料のミルクを供給した場合は供給しない場合に比べて身長の増加がみられることを示した．統計学的には有意であったが身長の3％の増加は大きなものではない．ミルクの役割はカルシウムや他の微量栄養素の供給源としてより注目されている．

カルシウムは骨の成長にとって必須であり，骨よりは少ないが歯の発育にも必須である．そして多くの国では，多くの割合の子どもがカルシウム推奨量よりも少ない量のカルシウムを摂取している．ほとんどすべての子どもにとって，ミルクは主要なカルシウム源である．成人の骨のミネラルの30％以上は青春期に骨格に添加される（Flynn,

2003).最近，カルシウムの食事補給（ミルクも選択肢のひとつである）が短期的，長期的に健康利益をもたらすかどうかを立証する目的でかなり多くの研究が行われている（Flynn, 2003；WHO/FAO, 2003；Ginty と Prentice, 2004；Prentice, 2004；Lanou ら, 2005）．短期的が意味するところは成人初期に起こる骨量のピークを最善にすることであり，長期的が意味するところは老年期に骨粗しょう症やそれによる骨折のリスクを減少させることである．WHO（WHO/FAO, 2003）によれば，この２つは関連し，骨量のピークは老年期に起きる骨粗しょう症リスクの主要な決定因子であると考えられている．

この研究にもかかわらず，科学的に不明瞭なところが多くあり，食事のミルクが骨の健康を改善・維持に果たす役割を明らかにするためにさらなる情報が必要である（Lanou ら, 2005）．これはかなり重要な公衆衛生学的意義を持つ領域である（Ginty と Prentice, 2004）．各国が子ども，青年期，成人期におけるミルク補給の必要性を決定すべきことは明らかである．それは多くの研究に基づく根拠があるからであり，これらのおのおのの根拠の強さは対象により異なるからである．これに関して，ミルクは「栄養素のカクテル」（Gurr, 1994）であり単なるカルシウムの供給源ではないということを忘れてはならない．

6　ミルク不耐性

多くの食べ物は望まれない影響を引き起こす．ミルクも例外ではない．望まれない影響には大きく２種類あり，食物不耐性（非アレルギー性食物過敏症）と食物アレルギーである（WHO, 2006）．アレルギーは異常な免疫反応が特徴的であるが食物不耐性にはそれがない．ミルクに関しては免疫グロブリンEを介したアレルギー反応が１つ以上のミルクタンパクによって起こり，ミルク不耐性は乳糖が消化できないこと（乳糖不耐性）が原因である．食物アレルギーの有病率を決めるのは難しいが１～４％の人が罹患していると考えられており（Mills ら, 2007），ミルクは子どもにおいてよくある食物アレルゲンの１つである．ミルクタンパクによるアレルギーは乳糖不耐性よりもまれである．

乳糖分解酵素は小腸で産生される二糖類の１つであり，乳糖を消化し吸収する準備をする．乳糖分解酵素活性は幼年時代（もっとも必要とされる時期）にもっとも高くその後急激に低下する．しかしすべてなくなってしまうことはまれで，ほとんどすべての子どもと大人は乳糖を分解する能力を持っている．この能力は人種によりいくぶん異なりアーリア人やいくつかのアフリカの種族でもっとも高い．200 ml の牛乳には９gの乳糖が含まれており，ほとんどの人に耐性がある．たとえば胃腸炎で小腸に物理的損傷があると二次的に乳糖分解酵素が欠乏する．小腸で分解されない乳糖は発酵し鼓腸，疼痛，

下痢を引き起こす．乳糖分解酵素活性が非常に低い人はミルクを食べ物と一緒にとると通過時間が延長され消化が改善される．ヨーグルトとヨーグルト飲料は新鮮なミルクよりもずっと少ない乳糖を含んでおり，したがって乳糖分解酵素活性がほとんどない人でも消化できる（Cummings, 2000）．

牛乳のたんぱく質とヤギや羊のたんぱく質，そして豆乳（人のミルクは異なるが）でさえもかなりの抗原性が類似している．食物には無数の抗原があるため，ミルクタンパク過敏症の診断と，実際の乳糖不耐性の診断（多くの疾患の二次的な減少かもしれないので）は的確な専門家によってなされる必要がある．牛乳の適度の摂取は大部分の子どもと大人では耐性がある．

7 ミルクと歯の健康

1) 緒言

ミルクと歯の健康に関する初期の研究のいくつかは Sprawson（1932 a，b，c，1934，1947）によってなされ，ミルクが口腔の健康を改善すると結論付けられた．それ以降臨床的，非臨床的な多くの研究が発表され，ほとんど一様にミルクはう蝕の原因とはみなされていない．イギリス保健省（1989）の食事の砂糖とヒトの健康に関する COMA 報告では，「乳糖単独では非常にう蝕原性があるが，ミルクはう蝕を防ぐ成分も含んでおり，砂糖を加えないミルクは実質的には非う蝕原性と考えられるかもしれない」と記載されている．食事，栄養と慢性疾患の予防の総説で WHO（WHO/FAO, 2003）は食事とう蝕を含めたいくつかの疾患との関係の証拠を分類し，ミルクによるう蝕のリスク低下の証拠の強さを「可能性あり」に分類した．本総説では，ヒトからのミルク（母乳）については考慮していない．さらなる情報は Rugg-Gunn（1993）を参照されたい．

2) 証拠の概観ーミルクとう蝕

ミルクの炭水化物の 80% は乳糖であり，ミルクのその他のさまざまな成分つまりミネラル，カゼイン，その他のたんぱく質や脂肪はう蝕に対して予防的であると考えられてきた．牛乳 100 g 中には約 4.5 g の乳糖が含まれている（表1-1）．これはミルクをう蝕原性に分類するに足る量であるが，普通の食事の糖類ではもっともう蝕原性が低いという証拠がたくさんある（Rugg-Gunn, 1993）．さらにミルク中の高いカルシウム，リン濃度がエナメル質（大部分がカルシウムとリン酸）の溶解を予防するのを助けているであろうし，その他の成分も同様に予防的であろう．このようにミルクはう蝕を作りやすいか（乳糖のために），う蝕予防的か，またはその2つの間のどこかに位置する可能性がある．

牛乳の消費と，う蝕経験に関する古い研究からの疫学的証拠ははっきりしない．

GillmanとLennon（1958）は，乳類摂取菜食主義者の子どもは他の子どもよりもう蝕経験が少ないと報告したがLinkosaloとMarkkanen（1985）は差がなかったと報告した．Zitaら（1959）とRugg-Gunnら（1984）は疫学調査で牛乳の消費とう蝕経験に正の関係を認めたが，さらに最近の研究でPetridouら（1996），Pettiら（1997），Levyら（2003）は子どものミルク消費が低いう蝕経験と関連すると報告した．PettiらのイタリアでⅠ日あたり平均209 mlのミルクを飲む子どもを対象とした研究では，砂糖消費量がもっとも多い子どもにおいてミルクとう蝕の逆の関係がみられた．他の発表ではMarshallら（2003）は「若いアメリカの子どもにおいてはミルク消費量とう蝕経験との関係ははっきりしない」と報告し，Mattos-Granerら（1998）は若いブラジルの子どもを対象として，砂糖，砂糖とシリアルがミルクに加えられていない限り，ボトルのミルクはう蝕とは関係しなかったと報告した．最近Sohnら（2006）は，アメリカのNHANESデータを用いてミルクを飲む子どもは炭酸入りのソフトドリンクを飲む子どもよりもう蝕が少ないが，水やジュースを飲む子どもとは同程度のう蝕レベルであったと報告した．Pettiら（1997），Levyら（2003），Marshallら（2003），Sohnら（2006）だけが可能性のある交絡因子を調整した多変量解析を用いており，その他の研究結果は慎重に解釈されなければならない．

　動物実験からの証拠は，牛乳が非う蝕原性であることを示すだけでなく抗う蝕性効果を強く示唆している．Stephan（1966）の大規模な研究では，ミルクは非う蝕原性に分類された．ミルクが抗う蝕性であるという初期の証拠（Sperlingら，1955；Shawら，1959）はReynoldsとJohnson（1981）に追試された．彼らはう蝕原性の食餌に牛乳を加えるとう蝕の発生がかなり減少すること，それがう蝕原性の食餌の摂取量の減少によるものでないことを発見した．BowenとPearson（1993）は総説において同じ結論にたどりついた．ミルクのう蝕予防効果は水との比較で，König（1960），Bánóczyら（1990），Stösserら（1995 a）により報告された．ミルクのう蝕原性と抗う蝕性の厳しい試験が，もっとも蝕感受性の高い唾液腺を除去したラットを用いてBowenら（1991）によって行われた．ミルクまたは乳糖を減少させたミルクを与えたラットは，つまるところう蝕なしであったが，ショ糖または乳糖の水溶液を与えたラットではう蝕が発生した．数年後同じモデルを用いてBowenら（1997）は，ミルクの非常に低いう蝕の潜在力に関して同様の結果を得た．著者らは次のように結論付けた．すなわち「牛乳はたとえ高度にう蝕誘発性となった環境下でもう蝕を発生させない」．そして「ミルクまたは乳糖を減少させたミルクは，唾液分泌が減退した患者において唾液の代用として安全に使うことができる」．さらに最近では同じグループ（BowenとLawrence，2005）が同じ動物モデルを用いてさらなる研究を行い，「われわれの観察結果は牛乳が本質的に非う蝕原性であることを明らかにした以前の研究結果を確認し発展させる」と記述している．

　いくつかの研究は，ミルクを飲んだ後の歯垢中のpHの低下はわずかであることを示

した（Jenkinsと Ferguson, 1966；Frostell, 1970；Edgarら, 1975；MorとMcDougall, 1977；Rugg-Gunnら, 1985). Rugg-Gunnら（1985）の研究では14人のボランティアが牛乳，ヒトのミルク，乳糖溶液，ショ糖溶液で洗口した．ショ糖溶液は歯垢のpHをかなり低下させたがミルクはわずかに低下させただけであった．

Bibbyら（1980）は人工口腔試験システム（Orofax）を用いて，ミルクの固体（milk solids）を含有させると砂糖を含む食べ物のう蝕原性が低下することを発見した．同様の知見はエナメル質平板の口腔内装置を用いた Thompsonら（1984）によっても得られた．Jensenら（2000）らはエナメル質または象牙質の平板をボランティアの口腔内に保持した類似のシステムを用いて，ミルク（3種類の脂肪含有レベルで）がエナメル質または象牙質にう蝕原性がないことを示した．上述の歯垢のpHの研究に加えてJenkinsとFerguson（1966）は生体外で4%乳糖溶液と牛乳を比較した．実験上の制約の範囲内において，彼らの研究結果は「ミルクがう蝕を局所的に優位にすることを示唆する根拠を提供しなかった」と結論付け，そして歯垢のpH低下がほとんどなかったのはミルクの緩衝能が高いことが一因であり，試験的なエナメル質がほとんど溶解しなかったのはミルク中の高濃度のカルシウムとリン酸の予防作用によるものであることを示唆した．Rugg-Gunnら（1985）も生体外の実験において，牛乳とヒトのミルクがショ糖と乳糖と比べてエナメル質の溶解を防いだと報告したが，ヒトのミルクは牛乳よりも予防効果が低く，それはカルシウムとリンの含有量の違いに帰するであろうと推測した．さらに4つの生体外の研究によってミルクのう蝕予防効果が検討された．McDougall（1977）と Morと Rodda（1983）は，(a) 酸性緩衝液中のエナメル質の脱灰が間欠的なミルクの曝露により減少したこと，(b) ミルクが脱灰エナメル質の再石灰化を促進したことを示した．Arnoldら（2003）はミルクが生理食塩水や再石灰化溶液と比べてエナメル質の脱灰を防止したと報告し，Ivancakovaら（2003）はミルクが根面う蝕の進行割合を減少させたと報告した．

3）ミルクの成分の作用

炭水化物（4.5%）以外の牛の全乳の主成分は，脂肪（3.9%まで），たんぱく質（3%），カルシウム（118 mg/100 g），リン（92 mg/100 g）である．口腔の浄化力は唾液流量，舌，頰，唇の動きだけでなく食物の成分やその他の因子によって影響を受ける．口腔の浄化力を高める成分に脂肪がある（Bibbyら, 1951；SwenanderLanke, 1957；Frostell, 1969；Brudevoldら, 1990). これはおそらくすべての微粒子をとらえる物理的作用によるものであろう．たんぱく質はエナメル質表面によく吸着する．PearceとBibby（1966）は11種類のたんぱく質を試験し，カゼインとグロブリンがもっともよく吸着し，アルブミンが最低であることを明らかにした．

カゼインはリンたんぱく質でありミルクに存在するたんぱく質の約80%に相当し，

ミルクのう蝕予防作用の主要な原因成分の1つであると考えられている（Johansson, 2002）．食餌中のカゼイン量に伴い，ラットにおけるう蝕の進行の減少が認められた（BavettaとMcClure, 1957；Hollowayら，1961；ReynoldsとBlack, 1987 a, b）．カゼインによるう蝕予防効果の理由はVacca-Smithら（1994）とVacca-SmithとBowen（1995, 2000）によって研究された．カゼインは唾液成分と細菌のエナメル質への付着を防止しグルコシルトランスフェラーゼの活性を減少させ，その結果としてグルカン形成と歯垢の付着することが明らかになった．ラットを用いた一連のう蝕の実験において，Guggenheimら（1999）は「ミルクのミセル性カゼイン」をう蝕原性の食餌に混合したときの著明なう蝕予防効果を証明した．*S. sobrinus*の割合を大きく減少させたことから，その論文の著者らはミセル性カゼインいくつかの種類の歯垢細菌の付着を妨げると結論付けた．

Harperら（1987）は，さまざまな濃度の乳しょうのたんぱく質，カルシウム，リンを含有したミネラル豊富でなおかつカゼインのほとんど含有されていない3種類のミルク濃縮物のラットのう蝕減少潜在力をみた実験により，カゼインがミルク中のもっともう蝕予防効果のある成分であるかどうかに疑問を呈した．その実験結果から，かなりの予防作用がカゼインのないなかでカルシウムとリン酸の混合物によって与えられたものであることが示唆された．ラットの食餌中のリン酸によるう蝕予防効果は注意深く解釈されなければならない（Rugg-Gunn, 1993）が，それらの結果はミルク中の高濃度のカルシウムやリンの持つ好ましい役割を明らかにした他の生体外の研究結果（JenkinsとFerguson, 1966；Rugg-Gunnら，1985）と一致している．この意見はGrenbyら（2001）の生体外の研究によっても支持されている．その研究では「乳糖，脂肪，カゼイン，その他のたんぱく質を取り除いても残りのミルクの一部による予防効果にはほとんど影響がない．カルシウムとリン以外にミルクは他のもっと強い抗脱灰因子を含有しており，それはプロテオース－ペプトンフラクション3および5と同定された」ことが示されている．

4）ミルクへのショ糖とココアの添加

いくつかの国では特に子ども用のミルクに，糖やその他の香味料で風味を添えることがよく行われる．風味を添えてフッ化物が添加されたミルクの利用がハンガリー（Bánóczyら，1983, 1985；Gyurkovicsら，1992），アメリカ（Rusoffら，1962；Legettら，1987），中国（Bianら，2003）で報告された．ほとんどの国で添加される糖はショ糖であり，その他の香味料でもっともよく用いられるのがココアである．ミルクにショ糖を加えるとう蝕原性が増加すると推測するのは理にかなっている．しかしどれくらいの濃度までショ糖を加えると，純粋なミルクのう蝕予防効果に打ち勝つのかは興味深い疑問である．その疑問はココア自体がう蝕予防作用を有するという知識によってさらに

複雑になる（Gustaffsonら，1954；Rugg-Gann，1993）．

　牛乳にショ糖を添加することによる影響がさまざまな研究で検討された．コントロールされていない観察的疫学研究において，Mattos-Granerら（1998）は砂糖を添加したミルクを飲んだ子どもは，砂糖非添加のミルクを飲んだ子どもよりもう蝕経験が高いことを示した．DunningとHodge（1971）は，アメリカの子どもと若年成人における2年間の臨床試験の結果を報告した．6％砂糖添加ミルクを飲んだ子どもは，純粋なミルクを飲んだ子どもに比べてわずかに高い（統計学的な有意性の境界）う蝕の増加を認めた．ラットう蝕モデルを用いてBowenとPearson（1993）は，10％ショ糖または10％果糖の添加による影響を検討した．2種類の糖のう蝕原性にはほとんど差がなかったが，いずれもミルク単独よりもう蝕原性が高く，10％ショ糖を水に溶解したものよりはう蝕原性が低かった．さらにこの研究では4％乳糖水溶液は非常にう蝕原性が低いことも示された．次の一連の研究では，2，5，10％ショ糖含有のミルクを与えた動物においてう蝕の進行がほとんど同じであることが明らかになった．このう蝕の進行はミルクのみを与えた場合よりも大きく，10％ショ糖水溶液を与えた場合よりも小さかった．これらの結果から，「乳糖はう蝕を進行させる能力がほとんどない」，「ショ糖水溶液に比較するとう蝕原性は低いもののすくなくとも2％のショ糖を含有させるとミルクのう蝕活動性を向上させることは明らかである」，そして「ミルクに砂糖を添加する習慣はやめさせるべきである」と結論付けた．Thompsonら（1984）による口腔内のエナメル質平板の実験で5％ショ糖を牛乳に添加すると小さく，統計学的に有意でないエナメル質の軟化の増加が報告された．しかしエナメル質を5％ショ糖水溶液に曝露させると軟化は非常に大きくなった．2つの歯垢中pHの研究で5％と10％のショ糖を牛乳に添加すると酸生成性が増加すること，しかしこの増加はショ糖を水に添加した場合よりも少ないことが示された（MorとMcDougall，1977；Moynihanら，1996）．

　カカオとその他の香味料のう蝕進行に及ぼす効果を比較した研究はわずかに1つである．上述した口腔内エナメル質平板を用いたThompsonら（1984）の研究において，ココアで風味を添えたミルクがイチゴで風味を添えたミルクよりもエナメル質の軟化が少なかったことにヒントがある．なお，いずれのミルクにも5％ショ糖が含有されていた．

　このようにミルクに砂糖を添加するとう蝕の進行リスクが増加する可能性がある．う蝕進行が始まる砂糖濃度ははっきりしないがおそらく2％くらいであろう．ココアによる風味づけの効果について結論付けるには情報が少なすぎる．

5）結論

　牛乳は非う蝕原性と考えられる．いくつかの種類の研究からの証拠がこの結論を支持している．疫学的証拠は決定的ではないが，動物実験からの情報はミルクの非う蝕原性

と事実上のミルクのう蝕予防効果を明らかに示している．生体内，生体外の脱灰と再石灰化（エナメル質平板）の実験もミルクの低う蝕原性を示し，う蝕予防効果を明らかにしている．これらの作用は（a）乳糖がもっとも低いう蝕原性の食事用の糖であること，（b）カゼインとおそらく脂肪による保護効果，（c）カルシウムとリンによる保護効果によるものと思われる．ミルクの歯に好ましい特徴はショ糖の添加によって損なわれやすい．

8 要旨

　ミルクはわれわれ人生の最初において必要不可欠な食事である．現在，もっとも一般的に消費されているミルクは牛乳であり，栄養価の高い食事である．ほとんどのミルクは低温殺菌されるが超高温（瞬間）殺菌や殺菌されたミルクはより品質保持期間が長い．粉乳は輸送や貯蔵に優れ品質保持期間が長い．世界のミルク消費は増加すると予測され，いくつかの国では劇的であろう．多くの健康にかかわる権威者が子どもへのミルクの供給を助成しており，学校ミルクプログラムが多くの国で作られている．これらのプログラムはWHOやFAOによって援助されている．乳糖の不耐性は消費するミルクの量に依存し，適量のミルクに対しては実質的にすべての子どもが耐性である．乳糖不耐性はしばしば胃腸炎の二次症状として現れる．牛乳は非う蝕原性である．4%の糖を含有しているにもかかわらず，ミルクは他の因子によって口腔の健康が脅かされないことを保証している．実際には，おそらく保護しているであろう．歯にとって好ましいミルクの性質はショ糖の添加によって損なわれやすい．

第2章 臨床研究

J. Bánóczy, A. J. Rugg-Gunn

1 緒言

　水道水フロリデーションの導入によって初期段階に好結果が出てきたがその数年後，フッ化物を応用する別の手段が出てきた．それはミルクへのフッ化物添加のアイデアで，奇しくも1950年代前半のほぼ同時期に，日本，アメリカ，スイスで発表されたものであった．

　今村（1959）は日本で1952年に，Rusoffら（1962）はアメリカで1955年に，Ziegler（1956, 1964）とWirz（1964）はスイスで1957/58年に，それぞれフッ化物添加ミルクの実験を始めた．しかしほとんどの論文がスイスのグループからのもので，入手が容易であったために，その論文がすぐに認知され，広まっていった．スイスの小児科医であるEugen Zieglerは初めて1953年に，家庭ならびに学校でのミルクフロリデーションのアイデアを生理学的，毒物学的な考察を踏まえたうえで，その方法を著作物として出版した．

2 初期の研究

　しかしながら，今村（1959）が初めてフッ化物添加ミルクの臨床応用の結果を論文発表した．戦後の日本において，学校給食へのフッ化物錠剤の添加によるう蝕予防効果の実験が行われた．今村は1952年から，横浜市の小学校で年間150〜180日ミルクやスープのような液体の食事が提供される給食へのNaF溶液の添加を始めた．NaFの1日投与量は2.0〜2.5 mgであった．一方対照の小学校の子どもたちはフッ化物を添加していない給食を摂取した．

　5年後に，実験が実施された小学校の167名，対照校から141名の11歳児が選択され検診が実施された．この研究結果では全体で1952年に開始した児童の永久歯う蝕の減少は34%であったが，1953年に開始した児童では29%の減少であった．第一大臼歯のう蝕減少をみると，14%から20%に達していた．歯のフッ素症のような副作用は報告されなかった．実験室での検査結果で第二乳臼歯のエナメル質のフッ化物含有量は実施群のほうが対照群に比べ増加していることが示された．

　1962年に，アメリカのルイジアナ州バトンルージュで行ったRusoffらの第2の研究結果が出た．1955年に実施群と対照群を含めた総勢171名の子どもたちに対して学校

給食プログラムが開始された．NaFとして2.2 mg，すなわち1 mgのフッ化物が添加された1/2パイントのミルク（3.5 ppmFを含む285 mlのミルク）が6～9歳の児童に対して始業時に与えられた．休暇期間は，家庭で飲用するミルクへのフッ化物曝露量を継続するため，実施群の子どもの両親にはNaF溶液が渡された．

3年半後に実施群の子ども65名と対照群の子ども64名が診査され，全体として35%の永久歯う蝕の減少が示された．しかし，実験開始時点で6歳の子どもでは実施群と対照群の差は70%であった．飲用停止後18カ月後に最後の診査を行ったところキャリーオーバー効果が観察された．すなわち実施群において約50%の明らかな違いがみられた．

Ziegler（1953）はスイスにおいて，低年齢の子どもは塩の摂取量が低くフッ化物添加食塩はこの年代の子どものう蝕予防に十分な効果はないという推測に基づき，小さい子どもたちへのフッ化物添加ミルクを提案した．1956/57年，1957/58年にウィンターシュアーにおいてWirzが行った疫学調査の結果は，新しいフッ化物応用集団：ミルクフロリデーションの導入を指示するものであった．酪農業者の同意をとりつけるため5年ほどの準備期間を費やして，Ziegler（1956, 1959）は0.22% NaF溶液を家庭のミルクに添加するミルクフロリデーションの方法を作り上げた．プラスチックボトルに入れられ封印された2.2% NaF溶液を，研究に自由意思で協力してもらえる子どもの両親が薬局で処方してもらえるようにした．計量器を用いて1 ccの溶液を1lのミルクに加え1 ppmFの濃度となるようにした．このようにして就学前児は約0.5 mg，学校でミルクを摂取する子どもは0.7 mgのフッ化物を摂取した．フッ化物添加された家庭用ミルクは749名の子どもに提供され，その他553名が対照群となり，実験開始時の年齢はすべて9～44カ月であった．6年後の診査では，乳歯ではdeftで17%，defsで30%の減少，永久臼歯ではDMFTで64%，DMFSで65%の減少がみられた（Wirz, 1964；Ziegler, 1964）．乳歯と永久歯う蝕のない歯のパーセンテージは，フッ化物摂取群の方が対照群に比べて有意に増加した．

3　Borrow財団

1971年にイギリスのポーツマス，カウプレーンのPadnell牧場のEdgar Wilfred Borrowが慈善団体の財団を創設したことで，フッ化物添加ミルクによる子どものう蝕予防の研究において1つの大きな変革がもたらされた．C.F.J. Baron, B.S. KonikoffおよびE.R. Churcherの協力で作成された「信託証書」には団体が「Borrow Dental Milk財団」と命名され，12点の目的があげられている．この財団の主たる目標は，「ヒトを対象としたフッ化物添加ミルクの調査研究を促進し，その調査研究の結果を出版し，一般大衆に啓発すること」，そして「上記目的の促進において，研究補助金交付，整備器具の設置，講演活動，科学論文の発行を実施していくこと」である．

1993年最初の「信託証書」が改定され，「歯科保健の保護と一般大衆の公益のための歯科医療における教育の促進，さらに，I．う蝕予防におけるフッ化物の応用，特にミルクや乳製品における応用，II．歯に対する栄養の効果，特にミルクや乳製品の（栄養）効果に関する研究の促進」を含めて財団の目的が拡大された．2002年に財団の名称は「Borrow財団」と改称された．

　初期の臨床的なミルクフロリデーション研究のデータに基づき，そしてBorrow Dental Milk財団が臨床的な計画を支援するために行った普及促進活動の結果，子どもたちへ地域ベースでのフロリデーションを供給する手段のさらなる研究を行うことが正当化されたように思える．

4　スコットランド

　初期の家庭ベース（Ziegler，1956）または学校ベース（Rusoffら，1962；Wirz，1964；Ziegler，1964）のミルク研究の結果と結論は，対象者数の少なさとベースラインにおける実施群と対照群のう蝕有病率がマッチングされていないという理由で批判された（WHO，1970）．そして1976年グラスゴーで始まった研究において，毎日学校でフッ化物添加ミルクを摂取することによるう蝕抑制の潜在的有効性の評価を試みるのは価値あることと考えられた．その研究では適切な実験前の層化と二重盲検法が行われた（Stephenら，1981，1984）．

1）材料と方法

　主に低社会階級の住民が暮らす地域にある4つの公立小学校の1年生（4歳児）の子ども全員に対して，フッ化物添加ミルクの試験への参加を求めることが決定した．これらの学校は，以前から地域当局が関与して毎日ミルクが配達される乳製品販売所から3km圏内にあった．すべての対象者は当初4歳半から5歳半であり，その大多数の子どもたちは社会階級IVとVに，ごく少数が社会階級IIIに属していた．したがってすべての子どもたちは同種の階層からのもので，あらかじめう蝕経験や歯科的な行動が類似していることが示された．

　地域，地区，教育機関の責任者の了解を得てから関係する学校長と提案した実験計画を検討した後，対象となる子どもたちの両親らへ詳しい研究計画が配布された．書面での説明の結果，実験対象の子どもたちの83％にあたる187名の両親から了解が得られた．

　ミルクは1年のうち200日のみ供給されるので，色だけでプラセボと区別された200 mlのプラスチックの実験用パックにそれぞれ1.5 mgFを加えることが決まった．コード化は，ミルクの供給にも臨床診査にも関与していない地区の歯科専門家によって行われた．フッ化ナトリウムの濃縮液が300 mlの殺菌された容器に用意され，1つの容器分

を 5 ガロンのミルクに毎日添加し，各実験用パック 200 ml に最終濃度が約 7 ppm になるように調製された．

　ミルクの配給と臨床診査は二重盲検法で行われた．配給業者は乳製品工場から実験パックとプラセボパックを収集し，その他の食べ物や飲み物を摂取する前にフッ化物の局所曝露時間を適切にするために，「ミルク配達」は午前中半ばの休み時間の少なくとも 15 分前までにすべての子どもに届くようにした．子どもたちは実験用ならびにプラセボのミルクをストローで飲用した．ベースラインの臨床的・エックス線診査はグラスゴー大学歯学部の移動研究ユニットで行われ，エックス線の読影は臨床データとは切り離して行われた．その後，対象者はベースラインの dmft 指数に基づき 0～4，5～8，9～12 の 3 群に区別され，そして同等となるように実施群と対照群に，そして年齢差が 3 カ月ごとの 4 群に分けられた．初回と繰り返しの臨床診査は盲検的に 1 年ごとに 1 名の診査者によって行われ，この診査者が反復して行ったう蝕診査のばらつきは有意でない（p＞0.9）ことが示された．

　フッ化物のモニタリングは，Orion 特殊イオン電極を使用する方法で，乳製品工場で英国環境省により毎日，無作為に実施された．さらに，1 週間ごとの分析が大学の口腔医学講座で行われ，試験されたサンプルの 96.4％が要求された範囲内であった．

　実験室ベースの尿検査のために，子どもたちは研究の 2 年目が終了するまで，学校からある週の週末に尿を提供するように求められた．両親の協力を得て，夜間の尿を排出後，朝食前にコップ 1 杯の水を飲み，それから 1 時間後に排出された尿を提供してもらった．尿は学校到着後すぐに回収され，実験室へ搬送され，分析されるまで凍結保存された．

2）結果

　両親の了解が得られた対象者の子どものうち，94 名が実施群，93 名が対照群に振り分けられた．1975 年の 2 月に行われたベースライン時の診査では，各群 23 人の第一大臼歯 46 本（6％）が萌出していた．層化終了後の実施群の dmft 指数の平均は 4.3 であり，対照群では 4.5 であった．

　実験は実施群 82 名，対照群 83 名で 1976/77 年に開始され，実施群 50 名，対照群 56 名で 1980/81 年に終了した．対象者の減少は一部は転校，一部は 10 歳まで学校でのミルク摂取を中断したことによるものであった．両群の平均ミルク摂取は各年に両群に供給された総ミルク量の 91～96％の範囲内であった．

　ベースライン時（1976 年）と最初 3 回の毎年の再診査時の乳歯う蝕の dmft 指数，dmfs 指数の詳細を**表 2-1** に示す．どの時期とも実施群と対照群の間に有意差はなかった．

　全萌出歯の DMFT と DMFS をそれに相当する差のデータとともに**表 2-2** に示す．

表 2-1　1976年のベースライン時とその後3回の再診査時の実施群（T）と対照群（C）の改良 dmft と dmfs の平均で示した乳歯う蝕の状態

	1976 T	1976 C	1977 T	1977 C	1978 T	1978 C	1979 T	1979 C
dmft	4.3	4.5	5.4	5.2	5.9	6.2	6.3	6.0
dmfs	12.4	12.1	17.6	16.3	19.5	21.4	22.1	22.1

(Stephen ら, 1984.)

表 2-2　1976年のベースライン時と5回の各年の再診査時の永久歯数，平均 DMFT，平均 DMFS，実施群（T）と対照群（C）の差（△%）

	1976 T	1976 C	1977 T	1977 C	1977 △%	1978 T	1978 C	1978 △%	1979 T	1979 C	1979 △%	1980 T	1980 C	1980 △%	1981 T	1981 C	1981 △%
人数（歯）	23	23	304	278	-	718	687	-	844	828	-	676	834	-	838	918	-
DMFT	0	0	0.33	0.35	5.0	0.79	1.15	31.3	1.54	1.90	19.0	1.65	2.56	35.5**	2.14	3.11	31.2*
DMFS	0	0	0.35	0.36	2.8	1.40	1.58	11.4	3.08	3.17	2.8	2.94	5.00	42.0	3.76	6.61	43.1***

*p<0.05, **p<0.02, ***p<0.01

(Stephen ら, 1984.)

表 2-3　5回の各年の再診査時の永久歯数（ベースライン時に萌出していた第一大臼歯は除く），平均 DMFT，平均 DMFS，実施群（T）と対照群（C）の差（△%）

	1977 T	1977 C	1977 △%	1978 T	1978 C	1978 △%	1979 T	1979 C	1979 △%	1980 T	1980 C	1980 △%	1981 T	1981 C	1981 △%
人数（歯）	284	266	-	702	671	-	824	810	-	663	816	-	823	904	-
DMFT	0.40	0.43	7.0	0.69	1.04	33.6	1.33	1.70	21.8	1.58	2.37	33.3**	1.94	3.02	35.8**
DMFS	0.43	0.45	4.4	1.09	1.26	13.5	2.93	2.99	2.0	2.85	4.72	39.6*	3.29	6.33	48.0***

*p<0.05；**p<0.02；***p<0.01

(Stephen ら, 1984.)

このように両群どちらもベースラインとして1976年に DMFT と DMFS がゼロとして開始され，ミルクを摂取した4年後には実施群の DMFT の平均値は1.65（中央値1.36），対照群では2.56（中央値2.75；p<0.05）と結果は統計学的に有意な差があった．DMFS の平均値では実施群2.49（中央値1.67），対照群5.0（中央値4.25）と両群間に42.0%の差があったが有意ではなかった（0.1>p>0.05）．

5年後には，フッ化物実施群（実施群）の平均 DMFT は2.14（中央値2.20），フッ化物非実施群（対照群）では3.11（中央値3.17）まで上昇し31.2%の差がみられた（p<0.05）．DMFS の差は43.1%（p<0.001）であった．

ベースラインの診査時に未萌出だった永久歯だけを検討したデータを表 2-3 に示す．ここでは，5年後の実施群の平均 DMF は1.94（中央値2.0）と対照群の3.02（中央値3.0）と比較して高度な有意差があった．これは35.8%の差である（p<0.02）．フッ化物実施群の平均 DMFS は3.29（中央値2.1）で対照群の6.33（中央値5.0）と比較して48.0%の差であった（p<0.01）．

最後に，第一大臼歯の隣接面のデータでは，実施群では7歯面にう蝕があったが，対照群では31歯面であり，フッ化物添加ミルクを摂取した対象者では74.6％も減少していた（p＜0.001）．

3）考察

5年後，この二重盲検臨床研究では，研究開始時1976年の94名中50名の実施群の子どもの永久歯う蝕発生率がDMFTで31.2％，DMFSで43.1％減少した．ベースラインの診査時に実施群にも対照群にも第一大臼歯が萌出していないことが期待されたが，表2-2に示すようにベースライン時に4歳半から5歳半の者の46歯がすでに萌出していた．層別化により各群ともこれらの歯が23あり，これらをDMFTとDMFSの計算から除外すると平均値の差は増加した（表2-3）．4年後より前では対照群よりも実施群の方が好ましい結果であったが，初期のDMFTの減少には統計学的な差はなかった．

研究から脱落した子どもが実施群と対照群のデータの最終的な差に影響を及ぼすかどうかをみるために，実施群44名と対照群38名のベースライン時の値を再利用した．計算の結果，平均年齢に有意差はなかった（t＝0.26）．脱落した実施群の子どもの平均dmft指数は4.66（±SD 3.18）で，対照群は3.47（±SD 2.87）であり有意差はなかった．同様に実施群の平均dmfs 13.02（±SD 12.0）は対照群（9.58±SD 10.2）よりも高かったが有意差はなかった．このように，最初の指数を見る限りこれらの対象者を研究に含めることで，異なる結果が得られるとはいえないことが示唆された．

5 ハンガリー

ハンガリーでは，1978年に2～5歳の保育園児を対象とした臨床的ミルクフロリデーション研究を実施する機会に恵まれた．対象者はブタペストから3kmに位置するフォート（Fót）で自給自足する子どものコミュニティーの定住者であった．ここは閉鎖的な共同体で，2～18歳の約1,000名の健常な子どもが居住し，その多くが両親に見捨てられた者であった．彼らは内部の学校に通い，1カ月または2カ月の夏季休暇だけは施設を去る．このようにフォートでの同一で画一された住環境は，初期と1年後の研究プログラムを確立するうえで理想的であり，6～12歳の小学生まで対象が広がった．

1）方法

ミルクフロリデーションの実施前，フォート地区の飲料水のフッ化物濃度が測定され，0.03 ppmであった．家庭で消費されるミルクと乳製品のフッ化物含有量は0.02 ppmとされ，飲料水とミルクに含有されるこれらのフッ化物の測定は調査期間中続けられた．ミルクフロリデーションは1979年の初期に実施された．それぞれの子どもは朝食に200 mlの

ミルクかココアミルクを毎日摂取し，この量に対し 0.4 mgF が保育園児に，0.75 mgF が小学生に添加された．フッ化物の分割量（フッ化ナトリウム溶液として）がブダペストのセンメルワイス医科大学の薬剤部で事前に用意された．

その後，訓練を受けた職員がそれぞれの濃度のフッ化物をミルクに添加し，最低でも 10 分間撹拌し，そのミルクは 30 分以内に消費された．

調査に先立って，尿中のフッ化物の排出は無作為に選ばれた子どもの尿を用いて毎週，その後に毎月評価された．1985 年と 1986 年は施設の食堂の改装のため，フッ化物添加ミルクの用意ができなかった．しかし，1987 年には週に 2 回の配給が再開されたが，1990 年には組織の再編のためプログラムは終結された．

歯科検診は調査開始前に実施され（1978），その後毎年 12 月に行われた．経過観察は，事前にキャリブレーションを行った 4 名の歯科医師によって実施された．対象者は診療台で，人工照明，デンタルミラー，鋭利な探針を用いて診査された．未処置歯，処置歯，喪失歯の診断は WHO（1979）の基準に従って行われた．エックス線撮影は行わず，dmft, dmfs, DMFT, DMFS が算出された．統計学的分析として χ 二乗検定と両側の t 検定を行った．

カリエスフリーの子どもの人数と割合，乳歯と永久歯のう蝕の減少について，対象者の開始年齢，フッ化物添加ミルクの消費期間との関連を調べることを目的として，フッ化物添加ミルクを消費した 3, 5, 10 年後に評価された（Bánóczy ら，1983, 1985；Gyurkovics ら，1992）．データは縦断的に分析され，毎年実施した検診結果とフッ化物添加ミルクの消費年限との関連を調べ，同じような状況下で暮らしている対照群を横断的に比較した．

2) 結果

3 年後，フォローアップの目的では 269 名しか分析できなかったが，936 名の子どものデータを分析した．5 年目では，165 名の 7～12 歳児が接触可能であった．これらのうち，4 年間のプログラムでは 93 名が参加していたが，5 年間のプログラムには 72 名が参加した．10 年間では，7～14 歳の 162 名の施設の子どもが追跡可能であった．

5 年目時点の乳歯のカリエスフリーの人数と割合の評価では，当時 7～10 歳児のグループでは差は小さかった．しかし，この同じ年齢群で，永久歯のカリエスフリーの割合は実施群（59％）が対照群（17％）よりも臨床的，統計学的に有意に高かった（p＜0.001）．4 年間だけミルクを飲料した 9～12 歳児では差はなかった．

10 年間のミルクフロリデーション後，永久歯だけを評価した．12 歳と 14 歳の対照群ではカリエスフリーの子どもは全くいなかったが，実施群では 20％近くの子どもがカリエスフリーであった．

乳歯のう蝕減少について，ミルクフロリデーションの 5 年後（T_2 群）と 4 年後（T_1

表2-4 ミルクフロリデーション実施4年後（T₁/C₁），5年後（T₂/C₂）の実施群（T）と対照群（C）のdmftとdmfsの平均値の比較．Sig＝統計学的有意差

群	年齢（歳）調査時	ミルクフロリデーションの開始時	人数	dmft	Sig	dmfs	Sig
T₁	9〜12	5〜8	83	1.42	N.S.	2.67	N.S.
C₁	9〜12	-	64	1.69		2.77	
T₂	7〜10	2〜5	69	2.40	p<0.001	3.79	p<0.001
C₂	7〜10	-	81	4.01		6.40	

(Bánóczy ら, 1985.)

表2-5 ミルクフロリデーション実施4年後（T₁/C₁）と5年後（T₂/C₂）の第一大臼歯のDMFTとDMFSの平均値における実施群（T）と対照群（C）の比較．Sig＝統計学的有意差．

群	9 DMFT	Sig	10 DMFT	Sig	11 DMFT	Sig	12 DMFT	Sig	合計（9〜12）DMFT	Sig
T₁	2.00		2.50		2.70		2.22		2.44	
		N.S.		p<0.05		p<0.01		p<0.01		p<0.001
C₁	2.43		3.44		3.67		3.43		3.25	
	DMFS	Sig	DMFS	Sig	DMFS	Sig	DMFS	Sig	DMFS	Sig
T₁	2.00		2.80		2.80		3.05		2.79	
		N.S.		p<0.01		p<0.001		N.S.		p<0.001
C₁	3.38		5.37		4.50		4.00		4.34	

群	7 DMFT	Sig	8 DMFT	Sig	9 DMFT	Sig	10 DMFT	Sig	合計（7〜10）DMFT	Sig
T₂	0.26		0.68		1.94		2.42		1.04	
		p<0.001		p<0.01		N.S.		N.S.		p<0.001
C₂	1.77		1.78		3.00		4.75		2.60	
	DMFS	Sig	DMFS	Sig	DMFS	Sig	DMFS	Sig	DMFS	Sig
T₂	0.26		0.68		2.06		2.57		1.09	
		p<0.001		N.S.		N.S.		p<0.05		p<0.001
C₂	1.90		1.96		3.94		6.63		3.27	

(Bánóczy ら, 1985.)

群）を評価した（**表2-4**）．実施群と対照群のdmftとdmfsの平均値の比較では，7〜10歳児において統計学的な有意差があった．両指標ともT₂では実施群は対照群と比較して平均値が40％低かった．しかし，T₁では実施群と対照群の両群（9〜12歳）の乳歯に統計学的にも臨床的にも有意な差はなかった．

第一大臼歯のう蝕の減少を3年後と5年後に評価した．3年後の統計分析では，評価

表 2-6 ミルクフロリデーション実施 4 年後（T₁/C₁）と 5 年後（T₂/C₂）の DMFT と DMFS の平均値における実施群（T）と対照群（C）の比較．Sig＝統計学的有意差

群	年齢（歳) 9	Sig	10	Sig	11	Sig	12	Sig	合計（9〜12）	Sig
	DMFT		DMFT		DMFT		DMFT		DMFT	
T₁	2.14		2.73		2.89		3.39		2.86	
		N.S.		p<0.05		p<0.01		N.S.		p<0.001
C₁	3.00		4.75		5.44		4.86		4.53	
	DMFS	Sig	DMFS	Sig	DMFS	Sig	DMFS	Sig	DMFS	Sig
T₁	2.14		3.08		4.15		5.80		3.99	
		N.S.		p<0.05		N.S.		N.S.		N.S.
C₁	3.94		6.63		6.44		5.50		5.66	

群	7		8		9		10		合計（7〜10）	
	DMFT	Sig	DMFT	Sig	DMFT	Sig	DMFT	Sig	DMFT	Sig
T₂	0.26		0.68		1.94		2.42		1.04	
		p<0.001		p<0.01		N.S.		p<0.05		p<0.001
C₂	1.77		1.78		3.00		4.75		2.60	
	DMFS	Sig	DMFS	Sig	DMFS	Sig	DMFS	Sig	DMFS	Sig
T₂	0.26		0.68		2.06		2.57		1.09	
		p<0.001		p<0.01		N.S.		p<0.05		p<0.001
C₂	1.90		2.00		3.94		6.63		3.27	

(Bánóczy ら，1985．)

時 5〜6 歳児の平均 DMF とフッ化物添加ミルク摂取期間との間に有意な負の関係が示された．3 年間のう蝕の減少は 74% であった（p＜0.001）．7〜9 歳児の第一大臼歯う蝕の減少は少なく，統計学的有意差はなかった．

　ミルクフロリデーション 5 年後（T₂ 群）と 4 年後（T₁ 群）において，T₂ 群と C₂ 群の間と同様に，T₁ 群の第一大臼歯う蝕が C₁ 群の対照群と比較して統計学的に有意差があったことが**表 2-5** のデータに示されている．T₁ 群は C₁ 群よりも合計した平均 DMFT で 25%，平均 DMFS で 36% 低かった．T₂ 群では，対照群（C₂）よりも平均 DMFT で 54%，平均 DMFS で 53% 低いという，臨床的に大きなう蝕の減少があった．もっとも若い年齢群（7 歳）では DMFT の減少が 85% ともっとも大きかった．

　5 年目の評価時点における合計した DMFT と DMFS の平均値の変化を**表 2-6** に示す．5 年後，T₂ 群と C₂ 群のデータに有意差があった．T₂ 群では DMFT と DMFS はそれぞれ 60% と 67% 低かった．さらに，個々の年齢群（9 歳以外）において若い年齢群で顕著な減少を伴う統計学的有意差がみられた．4 年間の実施群（T₁ 群）と対照群（C₁ 群）では，9〜12 歳児の合計した DMFT の平均値（37% の減少）に統計学的有意差があったが，全体の DMFS の平均では，30% の減少が有意ではなかった．さらに，9 歳児で

は全く有意ではなかった．

　10年間の結果から，12〜14歳児のみで実施群と対照群の間にDMFTとDMFSの平均値において差があり（p<0.05），特に14歳児で顕著であった（P<0.001）．14歳児のDMFTとDMFS平均値は対照群の平均と比較して約3倍も低く，これらからフッ化物応用が最長で利益が最大であったことが明らかであった．最後に，全体のう蝕増加の平均値を実施群と対照群で算出すると，ミルクフロリデーションをしていた群ではDMFTで37%，DMFSで40%減少していた．

3）考察

　上記の臨床フィールド研究では，フッ化物が添加された新鮮なミルクを数年間定期的に摂取した場合のう蝕抑制効果が検討された．しかし，フッ化物添加後のミルクを30分以内に摂取しなければならいと考えられているために，組織的な困難さがこの方法の実用性に影響を及ぼしている．それにもかかわらず，この閉鎖的な子どものコミュニティーによってもたらされた状況は，教師がよき共同作業者となることによって，より望ましいものとなった．結果として，子どもたちは年間約300日間定期的にミルクを飲用した．このハンガリーの研究では，実施群と対照群のdmf値に統計学的，臨床的有意差はより若い年齢群（2〜5歳にフッ化物添加ミルクを摂取し始めた）でみられ，彼らの乳歯はプログラム開始時にはすでに萌出していた．4年と5年間追跡した165名の子どもの合計したDMFTとDMFSの平均値と同様に，第一大臼歯を縦断分析によって，実施群と対照群の間に強い統計学的有意差があるという根拠が得られた．これらの結果から，このようなプログラムはできるだけ早く実施することと継続することの重要性が強調された．

6　イスラエル

　1983年，エナメル質表面へのフッ化物の取り込みに関連して，児童を対象とし，フッ化物添加ミルクの消費によるう蝕予防効果を検討する目的でイスラエルにおける研究が始まった（Zahlakaら，1987）．

　ベツレヘムの研究開始時に4〜7歳の273名が3年間の研究に参加した．ベツレヘムの飲料水には0.2 ppm未満のフッ化物が含まれていた．子どもたちはランダムに実施群と対照群に割り振られた．ベースラインの歯科検診（deftとDMFT）は平面のデンタルミラー，探針および人工照明を用いて行った．研究開始前に診査者たちはキャリブレーションを行った．子どもたちは3年の間にWHO（1987）の基準で再び臨床診査を受けた．最終的に，最初と追跡調査の両方を受けた約120名の子どもが分析可能であった．

毎登校日に実施群の子どもはNaFとして1 mgのフッ化物（10 ppmF）を添加した牛の粉ミルク100 mlを飲んだ．ミルクの飲用は日曜日，休日および長期休暇以外は午前10時に学校で行われた．その直後の飲食物摂取による洗い流しを避けるために，子どもたちは15分以上を待ってから他の飲食物を摂るように指示された．子どもたちは口の中をミルクで漱ぐことは指導されなかった．対照群の子どもたちは学校で飲み物を与えられなかった．

　結果に関しては，約3年間学校でフッ化物添加ミルクを摂取した子どもたちは，乳歯（平均deft差1.3）と第一大臼歯（平均DMFT差0.2）のう蝕増加が，対照群の子どもたちの増加（平均deft差3.5，平均DMFT差0.5）と比べて低かった．これらの差は統計学的に有意であった（$p<0.01$）．よって，乳歯列と永久歯列における推定う蝕減少率はともに63％であった．

7　アメリカ合衆国ルイジアナ

　第二次ルイジアナ研究は1982年に開始し，10カ月間の中断を伴い，1985年に終了した．この研究の目的はチョコレート風味の甘味付けした低脂肪フッ化物添加ミルクによる小学校児童のう蝕発生への効果を検討することであった（Legettら，1987）．

　フッ化物非添加地域（<0.4 ppmF）で，人口統計学的に類似する5つの小学校からK-4（4歳児）児童が研究に参加した．テスト用ミルクは毎年170日の登校日にしか提供できないので，毎236 mlカートンのミルクに1 mgのフッ化物を添加し，3.9 ppmFの濃度とした．標準的なココアミックス（1.4％）と砂糖（5.8％）をフッ化物添加ミルクに添加した．子どもたちは昼食時にフッ化物添加ミルクを飲んだ．対照群はミルクを飲まなかった．テスト用ミルクはこの39カ月間，451日提供された．高い脱落率と10カ月の中断があったため，第二次コホートが研究開始1年後に追加された．したがって，2つの試験，すなわち187名の2年間グループ（111人の実施群と76人の対照群）と157名の3年間グループ（88名の実施群と69人の対照群）があった．

　結果に関しては，2年間コホートでは平均DMFTとDMFSが両方とも77％減少し，う蝕が有意に減少した．3年間コホートではDMFTの有意な減少が示されず，DMFSが22％減ったが統計学的に有意ではなかった．この原因は2年間コホートの方は報酬システムが刺激となり，より良いコンプライアンスがあったからかもしれない．3年間コホートでは10カ月の中断が響き，多くの子どもたちがその後の協力を拒否した．

8　ブルガリア

　1988年5月，平日に幼稚園児と小学校一年生にフッ化物添加ミルクを供給する地域

ベースのミルク供給栄養プログラムの可能性を調べる研究がブルガリアで始まった（Pakhomov ら，1995）．

この研究はコントロールされた臨床試験としてではなく，むしろ実生活の状況下で子どもたちのう蝕発生を減らすのにミルクへのフッ化物添加が有効かつ実用的な方法かどうかを実証するフィールド調査として計画された．

1）方法

この事業の実施場所としてブルガリア南部の町アセノフグラードが選ばれた．プロブディフ近くの乳製品工場ではプラスチックバッグに包装する前に適量のフッ化ナトリウムを新鮮な牛乳に添加してフッ化物添加ミルクが製造された．この乳製品工場はプロブディフのすべてとアセノフグラードの一部の幼稚園と学校にミルクを提供した．この乳製品工場からはアセノフグラードのほぼ半分の幼稚園にフッ化物添加ミルクが提供され，残り半分は他の乳製品工場からフッ化物未添加ミルクが提供された．

観察期間中，アセノフグラードの3～10歳児約3,000名が幼稚園と学校でフッ化物添加ミルクを摂取した．フッ化物添加ミルクは家庭で使用はできなかった．これらフッ化物添加ミルクを定期的に提供された幼稚園と学校では，毎年180～200日間，児童一人当たりの1日推定ミルクおよびフッ化物摂取量は1 mg のフッ化物を含む200 ml のミルク（5 ppmF）であった．毎日のフッ化物分析はOrion特殊イオン電極を用いてプロブディフの乳製品工場で行われた．1988年のベースライン診査時の子どもの平均年齢は3.5歳（幼稚園）と4.5歳（学校）であった．

近くのより小さい町，パナグリーチ（Panaguriche）は最初，対照地域として選ばれたが，3年後には中止され，他の町（カルロヴォ）が加わるようになった．この3地域とも自然の飲料水中のフッ化物濃度は0.1 ppmF 未満で，フッ化物配合歯磨剤の入手は難しい状況であった．

ベースライン診査と3年，5年後の追跡調査はすべて同じ4人の診査者によって行われた．この診査者たちは研究開始時と毎回の追跡調査の直前にWHOのベテラン疫学者によってキャリブレーションされた．このキャリブレーションの結果，Eklund ら（1993）が述べたWHO方法を用いたdmftとDMFTが診査者間全体で90～95％の一致となった．う蝕はWHOの基準（1987）で記録されたが，エックス線写真は撮影しなかった．4人の診査者は一人あたり25％のサンプルを診査し，アセノフグラードではこの診査は2つの学校で行われた．各診査場所では，対象者はフッ化物添加ミルクを摂取している者と摂取していない者が混ざっており，診査者は子どもたちがどちらのグループに属するのかを知らされなかった．

再診査時には，各研究グループに対して約100名の子ども（性の分布が同じ）がランダムに選ばれ，それは各コホートの総人数の10～25％に相当した．各場所で診査した

表2-7 ベースライン時（1988年）と3年後（1991年）のアセノフグラード（フッ化物添加ミルク地区）とパナグリーチ（Panaguriche）（フッ化物未添加ミルク地区）の6歳半の子どものう蝕経験（dmftとDMFT）

		1988 平均(標準偏差)	1991 平均(標準偏差)	割合差	p値 (t検定)
アセノフグラード （フッ化物添加ミルク）	人数	204	139		
	dmft	5.3 (3.4)	3.2 (3.1)	-40%	<0.001
	DMFT	0.9 (1.2)	0.1 (0.4)	-89%	<0.001
パナグリーチ （Panaguriche） （フッ化物未添加ミルク）	人数	100	100		
	dmft	5.6 (3.5)	5.2 (3.0)	-7%	N.S.
	DMFT	0.6 (1.2)	0.7 (0.7)	+14%	N.S.

（Pakhomovら, 1995.）

表2-8 ベースライン時（1988年）と研究終了時（1991年）のアセノフグラード（フッ化物添加ミルク地区）とアセノフグラード（フッ化物未添加ミルク地区）の7歳半の子どものう蝕経験（dmftとDMFT）

		1988 平均(標準偏差)	1991 平均(標準偏差)	割合差	p値 (t検定)
アセノフグラード （フッ化物添加ミルク）	人数	47	135		
	dmft	6.7 (3.7)	3.8 (2.8)*	-44%	<0.001
	DMFT	1.2 (1.3)	0.2 (0.7)**	-83%	<0.001
アセノフグラード （フッ化物未添加ミルク）	人数	47	101		
	dmft	6.7 (3.7)	8.4 (4.0)***	+25%	N.S.
	DMFT	1.2 (1.3)	1.6 (1.3)****	+33%	N.S.

*対***p<0.001；**対****p<0.001

（Pakhomovら, 1995.）

児童数を表2-7〜2-10に示す．

2）結果

表2-7の結果は3年間のプロジェクト後の6歳半の子どもに関するものである．ここではフッ化物応用したアセノフグラードの子どもの乳歯う蝕経験の減少は，ほとんど変化のない非フッ化物応用地域のパナグリーチと比較して，40%（p<0.001）であった．それに対し永久歯の値は，アセノフグラードのDMFTの減少が89%であり（p<0.001），パナグリーチでは有意ではないが14%の増加であった．

表2-8は3年間の参加後の7歳半の子どものデータを示している．アセノフグラードの対象者で全研究期間中にフッ化物添加ミルクを毎日摂取した者ではdmftは6.7から3.8へ減少，つまり44%の差がみられた（p<0.001）．反対に，アセノフグラードでフッ化物添加ミルクを摂取しなかった子どものdmftは6.7から8.4，つまり20%の有意でない増加がみられた．フッ化物添加したアセノフグラードの子どもではDMFTは1.2か

表2-9 アセノフグラード（フッ化物添加ミルク地区）のミルクフロリデーション事業に3年半および5年半参加した6歳半と8歳半の子どもと対照地区カルロヴォ（新しいフッ化物未添加ミルク地区）の子どものう蝕経験（dmft）

	1993年時子どもの同齢	参加年	平均dmft（標準偏差）	割合差	p値（t検定）
アセノフグラード（フッ化物添加ミルク）	6歳半	3	3.2 (3.1) 人数＝139	-52%	<0.001
カルロヴォ（フッ化物未添加ミルク）	6歳半	0	6.8 (4.3) 人数＝114		
アセノフグラード（フッ化物添加ミルク）	8歳半	5	3.6 (2.6) 人数＝178	-40%	<0.001
カルロヴォ（フッ化物未添加ミルク）	8歳半	0	6.0 (3.1) 人数＝176		

（Pakhomovら，1995.）

表2-10 アセノフグラード（フッ化物添加ミルク地区）のミルクフロリデーション事業に3年半および5年半参加した6歳半と8歳半の子どもと対照地区カルロヴォ（新しいフッ化物未添加ミルク地区）の子どものう蝕経験（DMFT）

	1993年時子どもの年齢	参加年	平均DMFT（標準偏差）	割合差	p値（t検定）
アセノフグラード（フッ化物添加ミルク）	6歳半	3	0.1 (0.4) 人数＝125*	-89%	<0.001
カルロヴォ（フッ化物未添加ミルク）	6歳半	0	0.9 (1.3) 人数＝104*		
アセノフグラード（フッ化物添加ミルク）	8歳半	5	0.5 (0.9) 人数＝178	-79%	<0.001
カルロヴォ（フッ化物未添加ミルク）	8歳半	0	2.4 (1.8) 人数＝176		

*子どもたちのdmftは調査時期に第一臼歯が萌出しているとは限らない．

（Pakhomovら，1995.）

ら0.2に減少，すなわち83％の差がみられた（p＜0.001）が，非フッ化物添加の子どものDMFTは統計学的に有意ではなかったが，25％増加していた．

表2-9には5年後のカルロヴォと比較したアセノフグラードの6歳半と8歳半の乳歯う蝕に関する結果が示されている．保育園入園の平均年齢が3歳半であったため，6歳半の子どもは3年間しかフッ化物添加ミルクを摂取しなかったが，8歳半の子どもではフッ化物添加ミルクを試験期間中の5年間すべて摂取した．乳歯では新しい対照地区であるカルロヴォと実施地区のアセノフグラードとのdmftの差は6歳半で52％であり（p＜0.001），8歳半では40％であった（p＜0.001）．永久歯の数値では，それぞれ89％

（p＜0.001）と79％（p＜0.001）であった（表2-10）.

　さらに最近の報告では，地域ベースのフッ化物添加ミルクプログラムの長期間のう蝕減少効果についてアセノフグラードで10年間の後に評価された（Atanassovら，1999）. 11, 12, 13歳のプログラムに参加した子ども300名のデータは対照群の279名と比較してカリエスフリーの子どもの割合が増加していた．実施群と対照群のDMFTの平均値は，11歳児でそれぞれ2.8と5.3，12歳児では3.3と6.0，13歳児で4.2と7.5であった．このように，3歳から7歳の間に定期的にフッ化物添加ミルクを摂取していた子どものう蝕レベルは，フッ化物添加ミルクを摂取する機会が全くなかった子どもと比較してかなり低かった．

3）考察

　ブルガリアの地域ベースのミルクフロリデーション事業の結果から，本章の最初に要約されたこれまでのミルクフロリデーションの報告が確認された．

　今までに，特にフッ化物添加ミルクのう蝕減少効果に関して発表されたすべての研究では，厳格な管理下で縦断的な臨床試験がデザインされていた．よって，ブルガリアでの研究の主な目的は，似たような効果が「実生活」で得られるかどうかということであり，これらの横断研究の結果はこれまでに報告されたう蝕予防効果の範囲の上限であることが明らかになった．

9　中国

　1999年に実施された中国の歯科疾患実態調査のデータでは，5歳児の乳歯のう蝕罹患率は高かった（76％）．よって，5歳児へのミルクフロリデーションによるう蝕予防プログラムを北京の4,000人の保育園児で実施した（Bianら，2003）.

1）方法

　最初に実施されたプログラム（1994年から1997年）は，フッ化物添加ミルクに高濃度の砂糖（7〜10％）が加えられていたことと，平日限定の実施（年180日以下）だったために結果は芳しくなかった．よって，次のプログラム（1997年から1999年）では，フッ化物添加ミルクに砂糖を添加しないか，添加してもごく少量に抑えた超高温（瞬間）殺菌ミルクが平日の自宅で配給された．

　これは北京市海淀区の15カ所の保育園で実施された地域ベースのプログラムであった．実施保育園の参加した各園児は2.5 ppmのフッ化物が添加された200 mlのミルクを保育園の先生の指導のもとで摂取した．1日のフッ化物の摂取量は約0.5 mgと推定される．週末は2パック（250 ml）のフッ化物添加超高温（瞬間）殺菌ミルクが園児に配給

された．本プログラム参加を拒否した2カ所の大規模保育園では砂糖とフッ化物が添加されていない新鮮なミルクが時々朝食用に対照群として配給された．その他のフッ化物配合歯磨剤は使用されていなかった．

飲料水のフッ化物濃度は0.3 ppm（mg/l）未満であり，地元の新鮮な牛乳のフッ化物濃度は0.02 ppm（mg/l）未満であった．

ベースラインのう蝕診査は事前に訓練した4名の歯科医師によって実施され，21カ月後の結果評価のための口腔内診査は，独立した外部の歯科分野の疫学専門家によって実施された．診査実施者は保育園で持ち運び式のライト，歯科用ミラー，先の尖った鎌形のプローブを用いて事前にキャリブレーションを実施した．主に視診でう窩が象牙質に進行していると判断した場合にう蝕と診断した．ベースライン時にう蝕がないと診断された歯が21カ月後の評価時に進行性のう蝕が発見された場合に新しいう蝕と診断した．う蝕として集計に加えるう蝕は，非進行性う蝕と診査者の誤差によるものの2種類とした．先の尖ったプローブで軽く触診した際に乳歯のう窩の窩壁と窩底が硬いものは非進行性う蝕と診断した．う蝕の実質的な増加は，新しいう蝕数から集計に加えないう蝕を差し引くことで計算した．

2) 結果

調査開始時には，実施群に534名の園児（平均月齢：54±4カ月）と対照群に305名の園児（平均月齢：53±4カ月）がプロジェクトに参加した．21カ月後，実施群は417名，対照群は247名が残った．脱落率は実施群22％，対照群19％であった．園児のフッ化物添加ミルクの消費は，保育園で379日，週末に自宅で消費した分を含めると21カ月の期間中，計547日間であった．

ベースライン時の平均dmftは，実施群と対照群に統計学的有意差はなかった（**表2-11**）．新しく発生したう蝕は，実施群と対照群に統計学的有意差があった（1.2 vs. 1.8，p＜0.001）．非進行性う蝕の平均数は，2群間に統計学的有意差があった（0.3 vs. 0.1，p＜0.001）．21カ月の調査期間中の全般的なう蝕の実質的な増加は，実施群で0.4 dmft，対照群で1.3 dmftであり，合計69％の減少率で統計学的有意差があった（p＜0.001）．

3) 考察

本調査は予備試験であり，厳格な無作為抽出試験ではない．しかし，北京の保育園におけるフッ化物添加ミルクの消費は乳歯う蝕の予防に効果があったと結論付けられる．フッ化物添加ミルクを毎日消費することにより，乳歯の進行性の象牙質う蝕を停止させることができる．局所のう蝕予防のメカニズムが働いたという結果が重要である．

表 2-11 実施，対照両群の子どもにおけるベースラインのう蝕経験，新たなう蝕，悪化，正味のう蝕の増加

	実施群（人数＝417）	対照群（人数＝247）	p値
ベースラインdmftの平均	3.2±3.7	3.5±1.4	0.312
新たなう蝕の平均	1.2±1.5	1.8±1.6	<0.001
進行停止したう蝕の平均	0.3±0.9	0.1±0.5	<0.001
正味のう蝕増加の平均	0.4±1.9	1.3±1.2	<0.001

(Bian ら，2003.)

10 チリ

チリでは，小児と小学校児童への粉ミルクの供給とミルクを配給するという国の政策に基づいたプログラムが開始された．よって，粉ミルクを使用した個々のミルクフロリデーションが実施された．

1) コデグア スタディー

粉ミルクによるコミュニティートライアルは1994年にチリで開始した．これは50年の歴史を持つ国家食糧補助計画（PNAC：National Complementary Feeding Programme）に基づいたもので，すべてのチリの子どもが受給する権利があり，出生後2歳になるまで無料で1カ月に2kgの粉ミルクの配給を受ける．2歳から6歳の間，毎月1kgのミルク（Purita Cereal）の配給を受ける．PNACは90％が実施されていることから，栄養食糧技術協会（INTA：Institute of Nutrition and Food Technology）はPNACのフッ化物添加飲料をう蝕予防飲料として採用した．本プログラムでは，フッ化ナトリウムの代わりにモノフルオロリン酸ナトリウム（MFP）を使用した．本プログラムの目的は，低フッ化物濃度飲料水を使用する地方コミュニティでの3～6歳児の乳歯列期への，粉ミルク使用の実現可能性と効果を確かめるものである．結果は4年後に報告された（Mariño ら，2001）．本プログラムの費用対効果分析は発表され（Mariño ら，2007），著者らは「チリの非フロリデーション地域でのフッ化物添加ミルク製品を使用することで健康と経済の両面で利益がある．」と述べている．これらのコストは第5章2-2) で詳しく述べる．

(1) 材料と方法

チリの第6地区から2つの地域を選び，両地域は人口，口腔環境が似ているため，コデグアは試験地域として選ばれ，ラ・プンタは対照群地域として選ばれた．同意書は子どもの保護者に依頼した．

フッ化物の添加は，フッ化物添加ミルク製品からの1日平均フッ化物摂取は0～23カ月の子どもで0.25 mgF，2～3歳児で0.5 mgF，3～6歳児で0.75 mgFと推定される．

表2-12 データ収集年におけるコデグアでの3～6歳児のdmfsの平均と標準偏差

年齢（歳）	1994	1999	減少	p値
3	3.11± 5.07	1.52±2.48	51%	<0.06
4	5.40± 8.10	3.18±7.27	41%	<0.05
5	13.75±16.12	3.03±4.83	78%	<0.01
6	19.21±12.94	5.63±6.23	71%	<0.01
3～6	11.78±13.69	3.35±5.68	72%	<0.01

(Mariño ら，2001.)

　PNACを通じて配給された粉ミルクは，沸騰させた水道水で1：10の割合で希釈された．飲料水のフッ化物濃度は0.06～0.09 ppmであった．
　フッ化物配合歯磨剤は1日2回使用していた．早朝に採取されたフッ化物/クレアチニン比率は，1日のフッ化物の尿からの排泄量と1日のフッ化物の摂取の推定に利用された．
　コデグアのベースラインの歯科臨床診査は1994年10月に実施され，評価の診査は毎年実施された．しかし，ラ・プンタではベースラインの歯科診査は1997年だけ実施された．その後，評価の診査は両地域で実施された．診査者内・診査者間の信頼性を算定した．口腔診査は自然光，歯科用ミラー，鎌形プローブを用いて実施された．診査データはWHO推奨の記録方式で記入され，統計学的に分析された．乳歯列の口腔内の状況はdmfs指数を用いて評価された．
　(2) 結果
　ベースラインの診査は3～6歳の177名の子どもを対象に1994年にコデグアで実施された．一方，ラ・プンタでは，ベースラインの診査は3～6歳の189名の子どもを対象として1997年に実施された．両地域間で平均dmfsに多少の変化があったが，1997年と1999年との間には統計学的有意差はなかった．
　コデグアでは1994年と1999年の間では平均dmfsに明らかな年齢特異的な減少があった（表2-12）．減少率は40%（4歳児）から78%（5歳児）の範囲であった．
　コデグアとラ・プンタ間の平均dmfsの比較では，すべての年齢群で実施群のほうが低かった（表2-13）．減少率は25%（4歳児）から61%（3歳児）であった．
　コデグアのカリエスフリーの子どもの割合は1994年（22%）から1999年（48%）で有意に増加した（p＜0.05からp＜0.01）が，対照群では1997年から1999年の間では有意差はなかった．1999年の両地域のカリエスフリーの子どもの割合の比較では，ラ・プンタ（30%）よりもコデグア（48%）の方が高く，3歳児と4歳児では統計学的有意差がみられた（p＜0.05からp＜0.01）．
　(3) 考察
　この4年間の研究により，研究開始後に出生した子どももしくは開始時に約1歳で

表2-13　1999年のコデグアとラ・プンタ在住3～6歳児のdmfsの平均と標準偏差

年齢（歳）	ラ・プンタ	コデグア	減少	p値
3	3.85±5.67	1.52±2.48	61%	<0.01
4	4.22±5.00	3.18±7.27	25%	<0.01
5	5.61±7.05	3.03±4.83	46%	<0.05
6	8.79±8.89	5.63±6.23	36%	<0.05
3～6	5.65±7.08	3.35±5.68	41%	<0.01

(Mariñoら，2001.)

あった子どもの乳歯う蝕の経験がより大きく減少することが示された．コデグアの3～6歳児の臨床診査から得られたデータでは，う蝕に罹患した平均歯面数の減少率が41％から78％の範囲であった．

　ミルクフロリデーションが3年間中断された際の調査（2002年）では，調査地域のすべての年齢群でう蝕の増加が確認された．コデグアとラ・プンタの子どものう蝕状況を比較すると，両地域で2002年では統計学的有意差が認められなかった．これはう蝕予防プログラムを継続していくことが重要であることを示唆している（Mariñoら，2004）．

　コデグアの事業のデータを集計して，チリのミルクフロリデーションプログラムの経済的評価をMariñoらが最近出版した（2007年）．4年間での口腔内状況の改善に費やす年間費用は一人当たり1,839チリドル（1999年）と試算されている（1米ドル＝528チリドル（1999））．本事業によって，歯科治療に費やす費用を年間子ども一人当たり950チリドル（1999年）節約できた．対照群では4年後の評価で2,695チリドル（1999年）であったことから，費用効果比が著しく改善されたことが改めて示された．

2) アラウカニア スタディー

　フッ化物添加粉ミルクとミルク製品をチリの地方の児童に配給し，永久歯のう蝕予防プログラムの効果を評価する目的で1999年に調査を実施した．チリの第9地方地区で40年続けられている学校食糧配給プログラム（PAE：School Feeding Programme）に参加している35,000名の児童にフッ化物添加食品を配給した．1日のフッ化物摂取量は6～14歳の子どもで0.65mgと推定される．

　アラウカニアの6，9，12歳の子どもを対象として1999年とその36カ月後に横断調査が実施された．本調査の結果は，APFゲル塗布プログラムを実施している地区をポジティブコントロール群としてその地区の子どもたちの結果と比較された．

　ベースライン時および36カ月後のdmftとDMFTにおいて，実施群と対照群の間に統計学的有意差はなかった．しかし，実施群の9歳と12歳の子どもの減少率（24～27％）でベースラインと36カ月後に有意差があった．フッ化物添加ミルクを使用して

いる9歳と12歳の子どものDMFTはフッ化物使用のポジティブコントロール群との比較で有意差はなかった（Weitzら，2007）．

この2つのう蝕予防プログラムに費やした相対的なコストと技術的な問題を考慮すると，地方でう蝕予防プログラムの実施が困難なところでは，ミルクフロリデーションはその他のう蝕予防プログラム（APFゲル塗布プログラムのような）のよい代替手段になると考えられる．

11 イギリス

イギリスでのミルクフロリデーションは1993年に一地区40の小学校に通う1,600名の子どもから始まり，2000年には4地区15,000名以上にまで拡大した（Woodwardら，2001）．この事業は健康状態が良好でない地区で実施され，多くがイギリスの北西であった．フッ化物添加ミルク配給事業は2004年には11学区で約32,000名の児童が飲用し（Rileyら，2005），2005年6月には510世帯40,000名まで増加した．これらの事業の効果の評価が2編出版され，1つはノーズリーでの長期間の研究（Ketleyら，2003）で，もう1つはウィラルでの断面調査であった（Rileyら，2005）．イギリスでの事業運営のコストについては第5章2-2）で議論されている．

1) ノーズリー　スタディー

ノーズリー地区でミルクフロリデーション事業が36校4,060名の児童が参加して1997年に実施された．本事業の目的は，(a) 3～5歳だった児童の乳臼歯の4年間のう蝕の増加と，(b) 第一大臼歯と切歯のう蝕経験，2つの評価であった．

(1) 材料と方法

地区内の12校の小学校から，幼児学級と入学受け入れ学級の478名の児童を実施群として選出し，スケルマーズデイルからdmftと社会的はく奪（貧困など）スコアの近い集団を対照群として選出した．両群に同じ乳製品工場からミルクを配給した．実施群の子どもは189 ml中0.5 mgF（2.65 ppm）が入ったフッ化物添加ミルクを週5日，理論上年間180日間に午前中のなかばに飲料した．

すべての両親/保護者には事業への協力を書面にて行った．保護者から同意を得られた3～5歳児の実施群の子どもは，小学校にてベースライン調査と4年後の評価を行った．歯科検診は小学校で実施された．対象者の15%が無作為に抽出され再検査を受け，評価者内の再現性を確認した．追跡調査のために臨床診査者にはどの子どもが実施群であったかを隠した．う蝕診査基準は，イギリス歯科公衆衛生研究協会（BASCD）のガイドラインに従った．永久歯・乳歯両歯列の隣接面う蝕の検出には光ファイバー透過法を用いた．結果においてはデータをcavitationレベルでのみ表した．初期の結果の変数

表2-14 実施群と対照群でのdmft（乳臼歯のみ）のベースライン値と4年間の増加量および2群の平均の差

	人数	ベースラインdmft（標準偏差）	4年間のdmftの増加（標準偏差）
ノーズリー（フッ化物添加ミルク）	318	1.73±2.23	2.28±2.06
スケルマーズデイル（フッ化物未添加ミルク）	223	1.29±2.05	1.96±2.18
平均の差		0.44	0.32

(Ketleyら, 2003.)

表2-15 実施群と対照群でのdfs（乳臼歯のみ）のベースライン値と4年間の増加量および2群の平均の差

	人数	ベースラインdmft（標準偏差）	4年間のdmftの増加（標準偏差）
ノーズリー（フッ化物添加ミルク）	318	2.51±4.35	4.49±4.91
スケルマーズデイル（フッ化物未添加ミルク）	223	2.15±4.05	4.12±4.85
平均の差		0.35	0.38

(Ketleyら, 2003.)

は3〜5歳児が7〜9歳児になった際のdmftとdfsの4年間の増加と，7〜9歳児のDMFTとDFSを用いた．

(2) 結果

1997年のベースライン時では，ノーズリーで478名，スケルマーズデイルで396名が対象となった（平均年齢はそれぞれ4.7歳，4.8歳）．4年後の追跡調査では，ノーズリーで318名（67％），スケルマーズデイルで233名（59％）が対象となり，この対象者のベースライン時の平均年齢は各4.88±0.58歳，4.91±0.59歳であった．

ベースライン時のdmft（乳臼歯のみ）と実施群・対照群の4年後の増加は**表2-14**に示す．ノーズリーの増加（2.28）はスケルマーズデイル（1.96）よりも少し高かったがdmftの差0.32は統計学的に有意ではなかった（95％信頼区間：-0.04〜0.64）．

ベースライン時と4年後のdft（乳臼歯のみ）の増加を**表2-15**に示す．実施群のノーズリーの増加（4.49）は対照群（4.12）よりも高かったが，0.38（95％信頼区間 -0.45〜1.21）という差に統計学的有意差はなかった．

7〜9歳の平均DMFT（**表2-16**）には有意差はなかった（95％信頼区間 -0.15〜0.14）．平均DFSはノーズリーの子どもがスケルマーズデイルよりも若干低かったが，DFSの0.1という差は有意ではなかった（95％信頼区間 0.3〜0.1）．

(3) 結論

ノーズリーで設計されたような学校でのミルクフロリデーション計画は，8歳までの乳歯と永久歯のう蝕を抑制しないと結論付けられる．

表2-16　4年後の実施群と比較群における7〜9歳児でのDMFTとDFSおよび平均の差

	人数	DMFT（標準偏差）	DFS（標準偏差）
ノーズリー（フッ化物添加ミルク）	318	0.40±0.85	0.45±1.12
スケルマーズデイル（フッ化物未添加ミルク）	223	0.40±0.87	0.55±1.35
平均の差		0.00	-0.10

（Ketleyら，2003.）

2）ウィラル　スタディー

ミルクフロリデーション事業をウィラルの保育園と小学校で1995年と1996年に実施した．実施群として，5,700名の子どもが63の保育園と小学校でフッ化物添加ミルクを飲料した．この断面調査の目的は，ミルクフロリデーション（189 ml の新鮮なミルク中0.5 mgF含有）を実施している学校の子どもを調査し，他地区のミルクフロリデーション未実施の小学校の子ども（対照群）の歯の健康度を比較検討することにある．

(1) 材料と方法

実施群（ウィラル）のう蝕経験はフッ化物添加ミルクが配給されていないセフトンの小学校の子どもと比較された．フッ化物添加ミルクの配給を最低6年間続けるか，各校で最低50%は摂取するかの条件を満たしたものを実施群の学校とした．

1997年と1998年の時点での5歳児が2003年における実施群と対照群のコホートの一部となった．セフトンは社会的，歯科的基準がウィラルとほとんど対等であるために対照地区として選択された．ベースライン時の調査では平均dmftとカリエスフリーの子どもの比率は，両地区に統計学的有意差はなかった．IMD（Index of Multiple Deprivation）は両地域とも一致していた．

歯科検診はキャリブレーションをした評価者により，イギリス歯科公衆衛生研究協会の基準に従って2003年に両地区の学校で実施された．上下左右計4本の第一大臼歯の歯面の状態を記録した．独立した評価者により12%の子どもを対象に再検査を行い，評価者間および評価者内の一致度を評価した．

(2) 結果

実施群の全参加者は773名（14校），対照群は2,052名（28校）であった．診査した人数は実施群で690名，対照群で1,835名であった．脱落率はどちらも11%であった．

実施群と対照群を比較すると，学校のある行政区のIMDスコアと子どもの年齢は両群で非常に似ており，有意差はなかった．子どもの平均年齢はウィラルで10.79±0.59歳，セフトンで10.83±0.59歳であった．

第一大臼歯の状況を**表2-17**に示す．実施群の平均DMFTは1.01歯，対照群は1.46歯であった．実施群の平均未処置歯数（DT）は0.59歯，対照群は1.02歯であった．DMFTのうち，喪失歯と処置歯の構成は両群ともに似ていた．実施群の平均DFSは1.20歯，対照群で1.89歯であった．実施群，対照群の平均DMFT，DT，DFSの差は

表 2-17　対象となった子どもの第一大臼歯の健康状態

	実施群	対照群	平均の差	p値
平均 DMFT	1.01±1.30	1.46±1.48	0.49	<0.001
平均 DT	0.59±0.98	1.02±1.24	0.43	<0.001
平均 DFS	1.20±1.86	1.89±2.41	0.74	<0.001
% DMFT>0	48	61	13	<0.001
% DT>0	35	51	16	<0.001

(Riley ら，2005.)

それぞれ 0.49，0.43，0.74 であり，これらすべての値で対照群の学校の子どものう蝕経験レベルが統計学上有意に高かった（p<0.001）．

実施群（48％）と対照群（61％）の過去のう蝕経験に 13％の違いがあり，現在のう蝕有病率は実施群（35％）より対照群（51％）の方が高く 16％の違いがあり，いずれも有意差があった（p<0.001）．う蝕減少率は DMFT で 31％，DT で 42％，DFS で 37％であった．

(3) 結論

本研究の結果より，フッ化物添加ミルクを飲料しているウィラルの参加校の子どもは，飲料していないセフトンの学校の子どもよりも歯の健康状態がよかった．ウィラルでは永久歯においてう蝕経験で 13％，新規う蝕発生率で 16％成績がよかった．そして，実施群と対照群の二群間に DMFT で 31％，DFS で 37％の違いがあった．

12　ロシア

ロシアのミルクフロリデーションは WHO と Borrow 財団との共同事業で 1993 年に開始された．1994 年にモスクワの WHO コラボレイティングセンターのセンター長（EM Kouzmina and AG Kolesnik）がミルクフロリデーション事業の実行を打診した．実施地区にヴォロネジを選び，対照地区にマイコープとスモレンスクを選んだ．これら 3 地域での事業は 1994 年 11 月に開始した．2，3 年間に 15,000 人のロシアの子どもが参加した事業の結果は Kouzmina らによって発表された（1998，1999）．ヴォロネジの 6 歳児の dmft 減少率は 68％であり，マイコープで 55％，スモレンスクで 63％であった．永久歯のう蝕予防についても記録された．事業はロシアのその他の都市（ヴォルゴグラードとタタールスタン共和国の数都市）でも続けられ，現在では約 50,000 名が参加している．

ヴォルゴグラードの 3 年後の評価（Maslak ら，2004）とヴォロネジでの 10 年後の評価（Pakhomov ら，2005）の詳細は発表されている．

表2-18　実施群と対照群の子どもの各診査年でのう蝕有病率（%）

群	人数	子どもの年齢				p値
		3	4	5	6	
実施群	75	0.0	22.7	48.0	60.3	<0.05
対照群	91	0.0	45.1	65.9	82.4	

(Maslak ら, 2004.)

表2-19　再診査時における実施群と対照群の子どもの平均dmft（±s.d.）

群	人数	子どもの年齢				p値
		3	4	5	6	
実施群	75	0.0	0.40±0.09	1.17±0.18	2.5±0.26	<0.05
対照群	91	0.0	0.94±0.13	2.13±0.22	3.64±0.26	

(Maslak ら, 2004.)

1）ヴォルゴグラード　スタディー

ヴォルゴグラードではう蝕の高罹患と飲料水のフッ化物濃度が低い（0.18〜0.20 ppm）ことから，幼稚園児への有効性を評価するため，ミルクフロリデーション事業が1998年に実施された．

（1）材料と方法

3年間の追跡調査では166名のカリエスフリーの3歳児を無作為に75名の実施群と91名の対照群に分けた．実施群では，定期的にフッ化物添加ミルク（180〜200 ml/日）を飲用し，対照群では普通のミルクを飲用した．すべての子どもは，どの子どもがどの群に属しているか分からないように，そしてキャリブレーションされた検査者により毎年検査された．う蝕はプローブにより視診で診断し，結果はdmftとDMFTの平均値によって表された．象牙質う蝕のみが記録された．

1998年から2001年にミルクフロリデーション事業に参加した150〜200名のヴォルゴグラードの一地区の6歳児を1996年から2002年の間に横断的に検査した．

（2）結果

実施群の乳歯のう蝕有病率（**表2-18**）は対照群よりも有意に低かった（$p<0.05$）．

乳歯列では，3年後の平均dmftが実施群の方が対照群よりも統計的に有意に（$p<0.05$）低かった（**表2-19**）．

フッ化物添加ミルクを3年間飲料した後，永久歯のう蝕有病率と平均DMFTは6歳児の対照群と比較して実施群の方が有意に（$p<0.05$）減少していた（**表2-20**）．

さらに，1996年と2002年の間に6歳児を対象とした横断研究では，う蝕有病率（$p<0.05$）と平均DMFT（$p<0.01$）が統計学的に有意に減少していた．

（3）結論

本研究では，実施群と対照群を比較した際，統計学的に有意なう蝕の減少を示したこ

表 2-20 3年間のミルクフロリデーション後の6歳児におけるう蝕有病率と平均 DMFT

群	人数	う蝕有病率%	p値	DMFT	p値
実施群	75	1.3	<0.05	0.04±0.03	<0.05
対照群	91	11.0		0.17±0.05	

(Maslak ら, 2004.)

表 2-21 3年間のフッ化物添加ミルク飲用後の実施群と対照群の6歳児における平均 dmf

群	幼稚園数	児童数	dmft (標準偏差)	p値	カリエスフリー児の割合(%)
実施群	11	335	1.59±1.82	<0.001	42
対照群	6	175	2.58±2.67		37

(Pakhomov ら, 2005.)

表 2-22 1994年とフッ化物添加ミルク飲用10年後の2004年での3, 6, 9, 12歳児におけるう蝕経験

診査年	子どもの年齢（歳）			
	3 dmft	6 dmft	9 DMFT	12 DMFT
1994	4.1	4.8	2.2	3.7
2004	0.8	2.6	1.2	1.5

(Pakhomov ら, 2005.)

とから，幼稚園児での3年間のミルクフロリデーション事業が効果的であった．

2) ヴォロネジ　スタディー

　フッ化物配合歯磨剤が広く入手可能という状況下で，尿中のフッ化物の排出量の測定も含んだ，フッ化物添加ミルクの有効性を盲検法で評価する横断研究がヴォロネジで10年間（1994年～2004年）実施された．そのミルクフロリデーション事業は就学前の対象者を10,000名から15,000名へと拡大した．本研究の目的は，3～12歳児の子どもでのう蝕の減少の可能性を評価することであった（Pakhomov ら，2005）．

　最初の研究では，実施群は3年間定期的にフッ化物添加ミルクを飲料する335名の6歳児を11カ所の保育園から選択し，対照群は6カ所の保育園から園内でミルクを飲料しない175名の園児を選択した．フッ化物濃度2.5 ppm のフッ化物添加ミルクが保育園で毎日消費された．その結果，対照群と比較し（表2-21）実施群で dmft が統計学的に有意に減少した（p<0.001）．カリエスフリーの子どもの割合は実施群で42%，対照群で32%であった．

　次の研究では，10年間実施された3, 6, 9, 12歳児のミルクフロリデーションのデータを分析した．1994年から2004年でう蝕経験が急激に減少した（表2-22）．

　2004年ではすべての年齢群で顕著な減少があり，おそらくフッ化物配合歯磨剤の使用率の上昇とヴォロネジの住民への歯科保健教育の充実が原因と考えられる．3, 4, 5,

6歳児のフッ化物摂取量を測定すると，フッ化物添加ミルク（1日量2.5 ppmF配合の約200 mlのミルク）は過度のフッ化物摂取なしにう蝕予防する適切な方法であることが示された．

13 その他の研究

その他のいくつかの研究でフッ化物添加のミルクや乳製品のう蝕予防効果が検討されている．しかし，これらの研究の実施期間，少ない対象者数によってはっきりとした結論には至ることができてはいない．

1）アグドス スタディー

Lopesら（1984年）の報告によると，フッ化物添加ミルクのう蝕予防に対する有効性を確認する研究がブラジルのサンパウロ州のアグドス地区の2つの小学校で実施された．6～12歳の児童は低温殺菌したミルクを昼食時に毎日飲用していた．小学校は無作為に2群に分けられ，実施群の456名はフッ化物添加ミルクを飲用し，対照群の321名はフッ化物未添加のミルクを飲用した．キャリブレーションされた2名の歯科医師によってベースライン時と16カ月後にDMFSの評価が実施された．

16カ月後の脱落者は多く，最終的に実施群で304名，対照群で198名の児童が再評価された．実施群の方が対照群よりもう蝕の増加は少なかったが，違いはわずかであった．この結果は両群の保存的歯科治療が完全に異なることによって交絡を受けたと考えられる．

著者らは上記の結果から次のように結論付けた．(1) 学校ベースのミルクフロリデーションは実行可能であり，学校の日常業務への支障にならない．(2) 実施（1 mgF/200 mlのフッ化物添加ミルクの毎日の供給）の効果を評価をするには16カ月は十分ではない．(3) ミルクフロリデーション計画の効果を評価するためには最低でも3年の研究期間が必要である．

2）豆乳での試験

5～8歳の児童における給食で配給されるフッ化物添加豆乳の18カ月の効果の評価が，2000年にブラジルのマトグロッソ州先住民族特別保留地区でWenerとPerin（2004）によって実施された．本研究の目的は，すでに実施されている豆乳配給事業にう蝕予防のためフッ化物を添加することにある．実施群では43名の児童がフッ化物添加豆乳（2 ppmF）を飲用し，対照群では68名の児童がフッ化物未添加の豆乳を飲用した．しかし，現地の事情により，登校日数の50％で豆乳の摂取ができなかった．口腔データ収集はWHOのガイドラインに従って行われた．

結果は5〜6歳と7〜8歳の2群に分けて評価した．ステューデントのt検定を用いたベースラインと実施結果の比較では統計学有意差はなかった（p＞0.05）．

著者らは18カ月の散発的な（そして参加者も少なかった）フッ化物添加豆乳（2 ppm）の摂取では，ブラジルの先住民族地区の小学生のう蝕予防へのフッ化物添加豆乳の効果を結論付けるには不十分と結論付けた．

14 ミルクフロリデーションを評価する臨床研究の考察

1）研究の数

2005年末までに発行された研究のリストを**表2-23**に示す．抄録は完全な報告がまだ発刊されていない場合に掲載した．10カ国で実施された15件の調査から20件の報告が行われた．WernerとPerin（2004年）が実施した研究の抄録は，対象がとても小さく（13, 26, 29, 42人），ブラジルの先住民族居住区でフッ化物添加豆乳を不定期に摂取していたことからこのリストから除外した．8件の研究では乳歯，10件の研究では永久歯にう蝕予防に効果があると示された．ブラジルのアグドスとイギリスのノーズリーでの研究は，乳歯・永久歯どちらも効果がなかった．ミルクフロリデーション中断後に乳歯う蝕が増加することが示された研究が1件あった．これらの研究の評価は以下に示すとおりである．

2）研究の評価から得られたもの

それぞれの主な研究からは，それぞれの研究の実施と結果の解釈にかかわる重要な内容が提供されている．これを考え合わせて主な研究がそれぞれ検討された．

スコットランドでの研究は，有効性を検討するために無作為化比較対照試験のデザインであることから大変重要である．対象者は実施群と対照群に無作為に振り分けられ，各群の特徴も二重盲検としている．脱落者の数の割合が高く，5年後の評価時の最終対象者数はかなり少なかった．この地域のう蝕罹患は非常に高かった（5歳児のdmft=5.2）．4〜5歳でミルクフロリデーションを開始したときにはすでに乳臼歯にう蝕が多かったこともあり，これが効果のみられなかった一因と考えられる．しかし3年間のdmftの増加が1.5〜2.0あり，この増加はミルクフロリデーションで減少させることはできなかった．これらの結果から，う蝕罹患率が高い地域ではできるだけ早く予防プログラムを実施することが必要であることが示唆された．なぜ4年後以降になって明確になったのかその理由はわからないが，永久歯う蝕が実質的に減少していた．子どもたちは学校だけでフッ化物を摂取していたと著者らが認めていたが，実施群のフッ化物摂取量は試験した中でもっとも高かった（1.5 mg/日）．実質的なう蝕の減少はフッ化物の多くの摂取と関連があると推測される．

表 2-23 ミルクフロリデーションの効果に関する研究の文献リスト

研究	調査年	著者		う蝕予防対象歯：乳歯	永久歯
バトンルージュ，アメリカ	1955～1959	Rusoff ら	1962	．	＋
ウィンターファー，スイス	1958～1964	Wirz	1964	＋	＋
		Ziegler	1964		
アグドス，ブラジル	1976～1979	Lopes ら	1984	．	－
グラスゴー，イギリス	1976～1981	Stephen ら	1981	．	－
		Stephen ら	1984		
フォート，ハンガリー	1979～1990	Bánóczy ら	1983	＋	＋
		Bánóczy ら	1985		
		Gyurkovics ら	1992		
ルイジアナ，アメリカ	1982～1985	Legett ら	1987	．	＋
ベツレヘム，イスラエル	1983～1986	Zahlaka ら	1987	＋	＋
アセノフグラード，ブルガリア	1988～1993	Pakhomov ら	1995	＋	＋
		Atanassov ら	1999		
コデグア，チリ	1994～1999	Mariño ら	2001	＋	．
ヴォロネジ，ロシア	1994～2004	Pakhomov ら	2005	＋	．
ウィラル，イギリス	1995～2003	Riley ら	2005	．	＋
北京，中国	1997～1999	Bian ら	2003	＋	．
ノーズリー，イギリス	1997～2001	Ketley ら	2003	－	－
ヴォルゴグラード，ロシア	1998～2002	Maslak ら	2004*	＋	＋
アラウカニア，チリ[1]	1999～2002	Weitz ら	2007	＋1	＋
ミルクフロリデーションの中止					
コデグア，チリ[1]	1999～2002	Mariño ら	2004	＋	．

＋ 効果あり，－ 効果なし，．評価なし
* 抄録のみ出版．
[1] フッ化物ゲル塗布プログラムと同等

　ハンガリーの研究は，子どもたちの家庭で管理するという利点を持つ地域での評価研究であった．学校でのプログラムでは年間 200 日前後しか実施できないのに対し，家庭では 300 日以上も実施できることが重要である．この研究では 2～12 歳の 10 年間という長い期間で評価した．乳歯と永久歯のう蝕の実質的な減少がみられ，効果の大きさはミルクの摂取期間に依存していた．その後の研究よりもフッ化物の摂取量は多いが，フッ化物の 1 日摂取量は中程度であった．子どもたちのう蝕経験が多く，年間のミルク摂取日数が多いことが実質的なう蝕の減少の要因であると考えられた．

　ブルガリアの研究は，実際の生活状況下における最初の地域ベースでのミルクフロリデーション研究であった．研究期間中に対照群で変化があったため比較が困難になるな

ど，類似研究で発生する諸問題も示された．評価者には対象者に関する情報を隠した．ミルクは学校だけで消費されたが，3〜10歳のすべての年齢群で1日1 mgと比較的高い摂取量であった．分析は実施群と対照群の横断的な2群の比較だけでなく「前後」（歴史的）比較も行われた．有益なことに，（対照群の）前後分析でう蝕経験の長期的変化という情報も得られる．乳歯と永久歯で実質的なう蝕の減少が認められ，永久歯での効果はフッ化物添加ミルクの使用年限に比例した．ハンガリーとブルガリアの研究は，できるだけ長くフッ化物を使用することが必要であることを示した．

中国における乳歯の高いう蝕経験は，ミルクフロリデーション研究の実施を正当化するものであった．これは臨床試験というよりも実証研究として実施され，実施群と対照群の2群の設定は無作為に割り当てなかった．事業評価は盲検的に独立した外部評価者で実施した．実施期間は21カ月と短く，脱落率も20％を超えた．これは北京の人口流動性の高い社会階層の高い地区を選定したことが原因と推定される．1日のフッ化物摂取量は低いが（0.5 mg/日），週末には2個のフッ化物添加ミルクを配給し，年平均ミルク摂取日数は313日となり，通常の学校ベースの事業における年平均180〜200日を大きく上回った．この短期間のプロジェクトは参加時4.5歳の子どもであったために乳歯だけの評価となった．臨床的な有効性が証明されたが，これは1年間に多くの回数フッ化物添加ミルクを摂取したことが一因と考えられる．この研究の以前には，糖分を多く含有させたフッ化物添加ミルクによる研究が行われう蝕予防効果がみられなかった．これらの結果から，ショ糖を多く含有するとミルク中のフッ化物のう蝕予防効果が打ち消されることが推測される．

チリでのミルクフロリデーション研究を奨励する2つの因子は以下のとおりであった．1つは，水道水のフロリデーションは都市部の人々のみに提供されており，地方における予防プログラムが必要とされていた．2つ目は，保育園と小学校での総合的なミルク配給システムはチリで50年近く実施されてきた．2つの地区で研究が実施され，1つは保育園をもう1つは小学校を対象とした．他の研究と異なる点は，研究開始時にはチリ全土で広くフッ化物配合歯磨剤が使用されていたことである．各年齢群でのフッ化物摂取量の推定は，尿に排出されるフッ化物濃度を調べることで行った．保育園での研究のさらなる安全性のチェックとして歯のフッ素症の評価を永久歯の切歯の萌出時に行った．ミルクフロリデーションが若年層に紹介された際に関係があるのだが，これは過去に報告されたミルクフロリデーションだけである．保育園での研究では，ブルガリアでの研究のような前後的あるいは横断研究に評価された．ブルガリアでの研究のように，評価に適した時期の対照群からのデータが無効となることで評価が難しくなる．これらの事例は，対照群の選定と維持がいかに困難なのかを示す．保育園でのプロジェクトでは，4年間の研究での評価指標で増加の感度を上げるためにdmftを用いた．もう1つのこの研究の特徴は，プログラムの余剰効果を評価するフォローアップができることである．

もう少し年上を対象とした第2の研究で，ミルクフロリデーション継続群をその当時の地方の予防プログラムとした，推奨されていたフッ化物ゲル塗布をポジティブコントロールとして比較を行った．臨床現場では，フッ化物ゲル塗布とミルクフロリデーションの効果は同じと思われているが，コストと技術面の問題を考慮すればミルクフロリデーションの方が好ましいと示唆された．さらにチリでの研究の特徴は費用対効果の評価であり，このような情報は政策決定者には重要である．

　イギリスではミルクフロリデーションの評価が2件あった．最初の研究は，3～5歳の子どもを対象とした4年間の縦断研究であり，2つ目は6年間フッ化物添加ミルクを摂取したより年齢の高い子どもを対象とした横断研究であった．最初の研究では臨床効果はみられなかったが，2番目の研究ではみられた．考えられる理由の考察が興味深い．最初の研究で効果が出なかったのは，下記のように述べられている：フッ化物摂取量が少なすぎた（0.5 mg/日）；フッ化物摂取日数が短すぎた（年間180日以下）；3～5歳児の乳歯への効果を示すにはう蝕経験が少なすぎた；評価時に7～9歳の子どもでは永久歯への効果を示すにはう蝕経験が少なすぎた（DMFTで0.4の増加）．この研究での望ましくない特徴は高欠席率（11％）であった．研究デザインや評価での好ましい特徴は，最初の研究では評価者は対象者の情報を隠されており，2番目の研究では評価者の再現率が示され，交絡の可能性のある因子を調整した多変量解析が行われたところである．

　ロシアの2つのミルクフロリデーションの評価では，乳歯と永久歯で臨床効果があったとされた．最初の研究（ヴォルゴグラード）は，交絡因子と評価者のバイアスの調整のために無作為割り付けと盲検法が採用されている点が重要であった．グラスゴーでの試験と類似しており，評価において望ましい特徴が含まれていた．う蝕の罹患率が高く，飲料水のフッ化物濃度が低いことからう蝕予防プログラムは適当であった．2番目の研究は一連の横断研究を含んだ地域評価であった．評価期間は長く，フッ化物添加ミルクを摂取した3～12歳の間の子どもたちの3年後と10年後であった．評価期間はそれよりも短かい一方で，対照群は横断的な比較が可能であり，より長い10年の評価期間のためには歴史的な比較のみが可能であった．この期間にフッ化物配合歯磨剤が広く使用されるようになったことが効果の評価を複雑にした．望ましい特徴としては，盲検法による評価と尿からのフッ化物の排出量の監視であった．

　上述のミルクフロリデーションの評価の考察では，どれくらい望ましい特徴があり，また時にはどれだけ望ましくない特徴が起こっているかを実証した．これらの特徴を認識することは結果の解釈に役立ち，自らの評価の計画を助ける．後者については第7章で詳しく述べる．

3）システマティックレビュー

　批判的に評価する研究手法の1つがシスマティックレビューである．「治療」の単位

表2-24　システマティックレビューにおける研究の包含基準

調査形式	学校（集団）や子どものレベルでランダム化された，または準ランダム化された対照試験（RCTs）．介入または追跡期間が3年未満の研究は除外した．
参加の様式	年齢やう蝕危険度にかかわりなく，一般人
介入の様式	積極的な介入：フッ化物添加ミルク（すべての濃度/投薬量が考慮された） 対照：フッ化物未添加ミルク ミルクは直接，児童やその家族に与えられたフッ化物の添加，未添加にかかわらずミルクに対して支払われる費用は同じであるべきである．
アウトカム（結果）の測定方法	歯単位（dmft/DMFT）または歯面単位（dmfs/DMFS）の未処置，処置，喪失歯から測定したう蝕経験の変化とう蝕増加．

注：いくつかの詳細は省略した．

(Yeungら，2005．)

が個人の場合には有益な方法であるが，地域予防プログラムにはあまり有効でない．しかしながらミルクフロリデーションの効果に関するシスマティックレビューをYeungら（2005）が発表した．このレビューは分析に含まれる研究における結果の解釈と研究の質の徹底的な評価を行うコクラン共同研究の方法に従って評価された．Yeungら（2005）は「地域ベースでフッ化物を提供するミルクフロリデーションのう蝕予防効果を評価する」ことをこのシスマティックレビューの目的としてあげている．レビュー研究の評価の基準を表2-24に示す．この表にあるようにランダム化比較試験（RCT）が望ましく，実施群と対照群を無作為に割当て，グループへの割り当てを対象者（「目隠しされた」対象者）および評価者（「目隠しされた」評価者）から隠す．

　許容可能とされた研究は無作為抽出したStephenら（1984）とMaslak（2004）の研究をした2例のみであった．Zahalakaら（1987）のRCTは対照群の子どもがフッ化物未添加ミルクというよりもミルク自体を摂取していなかったことから除外された．他のすべてのミルクフロリデーションの臨床評価はRCTでなく，バイアスのリスクがあり，許容できないことから除外された．Yeungら（2005）のレビューはStephenら（1981，1984）とMaslakら（2004）の研究を詳細に評価して行われた．

　永久歯へのミルクフロリデーションの効果についてそのレビューは下記の通り結論付けた．フッ化物添加ミルクを3年間摂取した後に実施群と対照群のDMFT（78.4％，$p<0.05$）に有意な減少を認めた研究が1件あったが（Maslakら，2004），他（Stephenら，1984）ではなかった．しかし，ミルク中のフッ化物濃度が違うため，結果は共有されなかった．1件の研究（Stephenら，1984）のフッ化物濃度はもう1つの研究（Maslakら，2004）の3倍であった．Stephenら（1984）の研究では常に平均DMFTとDMFSは実施群で良好であったが，実施群と対照群のDMFTに35.5％の有意な減少（$p<0.02$）が表れるまでに4年かかった．5年目で平均DMFT（31.2％，$p<0.05$）と平均DMFS（43.1％，$p<0.01$）に有意な減少が表れた．ベースラインの検診時に萌

出していない永久歯のみを評価すると，4年後の実施群でDMFTとDMFSがそれぞれ33.3%（p＜0.02），39.6%（p＜0.05）良好であった．5年後では，平均DMFTとDMFSはそれぞれ35.8%（p＜0.05），48.0%（p＜0.01）良好であった．乳歯では，「3年間のフッ化物添加ミルク摂取後に実施群と対照群の間でdmftに有意な減少（31.3%，p＜0.05）があった研究が1件あった（Maslakら，2004）．他の研究（Stephenら，1984）では，実施群と対照群の間の改良dmftとdmfsには3回の1年ごとの再評価において有意な差がなかった（Maslakら，2004；Stephenら，1984）．標準偏差とp値は報告されてなく，両著者とも（Maslakら，2004；Stephenら，1984）副作用が発生しなかったことを確認した．」

システマティックレビューの考察の項で，著者らは「ミルクフロリデーションは強固なエビデンスに乏しく，レビューに含まれた研究の外的妥当性には注意を要するが，ミルクフロリデーションがう蝕予防に効果がないといこうことではなく，この分野で高いRCTのエビデンスが欠落しているだけである」と結論付けている．

4) 文献評価によるシステマティックレビューの位置付け

公平に効果を評価するため，システマティックレビューは政策決定者にとって非常に価値のあるものである．システマティックレビューを用いて分析する際に許容される研究の包含基準は厳格であり，RCTは採択されやすく，地域での試験は採択されにくい．地域での試験は対象者の無作為割り付けが難しく，対象者や評価者に対して割り付けを盲検化していないかもしれない．だからといって，地域での試験をエビデンスから完全に除外することは現実的ではない．

エビデンスは2つのレベルというよりはいくつかのレベルがあり，レベルの例を**表2-25**（Spencer, 2003）に示す．強いエビデンスほど上にあり，弱いものほど下にある．2つの研究はRCTがレベルIIであるが，本章の最初に示したほとんどの研究はレベルIII-2に分類される．Yeungら（2005）のシステマティックレビューでは「ミルクフロリデーションを支持する頑健なエビデンスはほとんどない」ことがわかったため，う蝕予防におけるミルクフロリデーションのエビデンスはレベルIまでに至っていない．

5) ミルクフロリデーションの臨床評価の分析

本章の前半部分でミルクフロリデーションの臨床研究について触れた．これらの研究のデザインは，無作為化比較対照試験から地域予防プログラム（または「フィールド」研究）の評価にまでわたっている．それらの研究は1962年～2005年の期間に10カ国で実施された．既述の項にはRCTはほとんどなかった．それでもRCTと非RCT13件のうち11件では，対照群と比較してう蝕の増加もしくはう蝕経験が統計学的に有意に減少した．この項の目的は，公衆衛生においてもっとも効果的なプログラムを選択する

表 2-25　エビデンスレベルと研究デザイン

エビデンスレベル	研究デザイン
Ⅰ	すべての関連する無作為化比較試験のシステマティックレビューから得られたエビデンス
Ⅱ	少なくとも1つのよくデザインされた無作為化比較試験から得られたエビデンス
Ⅲ-1	よくデザインされた非無作為化比較試験（代理の割付法）から得られたエビデンス
Ⅲ-2（観察）	一致させたもしくは時間的な対照群との比較研究，コホート研究，症例対照研究または対照群を伴う断続的な経時的研究から得られたエビデンス
Ⅲ-3（比較）	時間的対照群を伴う比較研究から得られたエビデンス
Ⅳ	症例研究から得られたエビデンス
除外	専門家の意見や専門委員会の一致した意見から得られたエビデンス

ことの手助けとなるために，ミルクフロリデーションプログラムに関連する要因を検討することである．検討されなければならない要因は，子どもたちがプログラムに参加する年齢，子どもたちがプログラムに参加する年数，背景としてのう蝕の重症度，フッ化物の1日摂取量，フッ化物添加ミルクを飲用する年間の日数，フッ化物添加ミルクの摂取方法である（表 2-26）．

　乳歯に効果的にう蝕予防を行ううえで，フッ化物添加ミルクの飲用開始時期や年齢は重要な要素である．4歳未満でフッ化物添加ミルクの飲用を開始した5件の研究のすべてで，乳歯う蝕の減少が認められた．4歳で飲用を開始した対象者については5件中2件の研究のみにおいて乳歯う蝕の減少が報告された．永久歯でう蝕予防を行うためには，第一大臼歯萌出時期にもプログラムを継続する必要がある．効果がないとされた2件の研究に関連した要因を検討すると，以下のように仮に結論付けられる．（1）Lopesでの研究では，永久歯のう蝕予防効果を示すには期間が短かすぎ（16カ月），フッ化物添加ミルクを飲料する期間も年間200日以下と少なかった．（2）Ketleyでの研究では，背景としてのう蝕経験が少なく，フッ化物摂取が相当少なく，フッ化物添加ミルクを飲料する期間も年間200日以下と少なかった．表 2-26からの情報では，背景としてのう蝕経験，フッ化物の量，1年の摂取日数，1日の摂取時間に関する確固たる結論を導き出すことはできない．しかし，フッ化物の摂取量と年間のフッ化物添加ミルクの摂取日数の増加が効果と相関するのではないかと推定できる．

15　結論

　う蝕予防に対するミルクフロリデーションの効果に関する15の研究から20の報告が

第2章　臨床研究

表2-26 乳歯と永久歯への効果とともに、研究間で異なり、ミルクフロリデーションの効果に影響を与える6つの因子に基づいて順位付け、グループ分けした研究

	開始年齢	調査期間	歯への効果		背景としてのう蝕経験	フッ化物摂取量 (mg/d)	日/年	実施時間帯
	歳	年	乳歯	永久歯	低	低	低	午前半ば
Mariño	0	4	+	.	Ketley	Bian	Legett	Bánóczy
Ziegler	1	6	+	+	Riley	Ketley	Ketley	Pakhomov (B)
Bánóczy	2	4	+	+	中	Riley	Pakhomov (B)	Stephen
					Pakhomov (R)	0.5		
Pakhomov (B)	3	5	+	+	Legett	0.5	Zahlaka	Zahlaka
Pakhomov (R)	3	5	+	.	Rusoff	0.5	Stephen	Ketley
						Ziegler 0.5〜0.7	中	
Stephen	4	5	−	+	Weitz	Bánóczy 0.4〜0.75	Riley	Riley
Zahlaka	4	3	+	+	Pakhomov (R)	Mariño 0.25〜0.75	Lopes	Bian (+home)
Bian	4	2	+	.	高	Weitz 0.65	Weitz	Weitz
Ketley	4	4	−	−	Bánóczy		Pakhomov (R)	Pakhomov (R)
Riley	4	7	.	+	Stephen	高	中	昼
Legett	5	3	.	+	Zahlaka	Legett 0.9	Rusoff	Legett
Rusoff	6	3.5	.	+	Bian	Rusoff 1.0	高	Rusoff
Lopes	6	1.3	.	−	Mariño	Stephen 1.5	Bánóczy	Lopes
Weitz	6	3	.	+	Pakhomov (B)	Zahlaka 1.0	Bian	終日
						Pakhomov (B) 1.0	Mariño	Mariño
						Lopes 1.0	Ziegler	Ziegler

Pakhomov (B) ＝ブルガリアの研究、Pakhomov (R) ＝ロシアの研究．［低］，［中］，［高］のサブグループへの分類は大部分独断的なものである．さらなる詳細な情報は、読者が研究の記述を参照することで得られる．
＋ ＝ 評価して効果が見られた；− ＝ 評価して効果が見られなかった；. ＝ 評価していない

注：値は近似された．背景としてのう蝕経験の重症度やミルクへのフッ化物添加量は子どもの年齢に依存するため、

されていた．リストにあげた以外に，多くの抄録や英語以外の言語の論文もあった．これらの研究は10カ国で実施されていた．8件の研究で乳歯へのう蝕予防に効果があるとされ，10件の研究で永久歯に効果があるとされていた．2件の研究では乳歯，永久歯のどちらにも効果がなかったとされていた．また，ミルクフロリデーションを中止した際に，フッ化物添加ミルクを使用していた子どもでう蝕発生率が上昇したとする研究が1件あった．システマティックレビューでは，フッ化物添加ミルクを飲料する子どもにう蝕の減少が認められたとする2件の無作為化臨床試験がとりあげられた．現在のところ，成人でのフッ化物添加ミルクの有効性をみた研究はなかった．

　これらの臨床試験の結果から，乳歯でのう蝕予防のためにはできるだけ早い年齢から，できれば4歳前からフッ化物添加ミルクの飲用を始める必要があることが明らかになった．また，第一大臼歯萌出直後にもう蝕予防のためにフッ化物添加ミルクを飲用する必要がある．少量のフッ化物摂取を避け，できるだけフッ化物添加ミルクを摂取する日数を多くすることが望ましいが，フッ化物の摂取量，年間摂取日数，背景としてのう蝕経験，ミルクの消費期間，ミルクの摂取方法などその他の因子については確固たる結論を導くことはできなかった．

第3章 基礎的科学研究

W. M. Edgar

1 緒言

　う蝕の発生を予防するフッ化物の作用様式に対する一般的な理解は，歯垢—エナメル質境界におけるイオン濃度の上昇と，それに引き続く脱灰の抑制と再石灰化の促進，ならびに歯垢における酸産生の抑制である．フッ化物濃度の上昇はわずかではあるが継続する．歯磨剤，洗口剤，あるいは錠剤使用後に口腔内フッ化物濃度は大きく上昇するが急速に消失する．しかし，残留したフッ化物の貯蔵所から数時間，あるいは数日間にわたってフッ化物が徐放され，上記の作用が継続する．摂取したフッ化物もまた唾液中に再分泌される．さらに，歯の形成期にエナメル質表層に取り込まれたフッ化物は，酸の攻撃が起こると放出されて，形成されつつある病巣を静止し，その部分のエナメル質表層下に再び沈着する．

　このパラダイムがミルクフロリデーションの基礎科学の側面のレビューを行うことになった背景である．レビューは次のような構成からなっている：初めにミルク中フッ化物の化学に関するエビデンスを考究する．次に，生物学的利用能の測定を含めて，摂取後のフッ化物の運命に関するエビデンスを吟味する．最後に，口腔内システム——つまり，エナメル質，唾液，歯垢ならびにこれらの相互作用であるが——これらに対するミルク中フッ化物の効果に関するデータを評価する．それには，すでに研究結果と効果が十分に確認されているう蝕予防手段である水道水フロリデーションと比較することで，ミルクフロリデーションの妥当性が判定できるに違いない．

2 ミルク中フッ化物の化学

　ミルク中フッ化物の化学作用（反応）ならびにミルクタンパク，カルシウム，リン，そしてフッ化物の起こり得る作用に関心が集まり，ミルクフロリデーション開始後間もなく研究が開始した．これらの化学分析の目的は，生物学的利用能または活動を評価し，ミルク中フッ化物の作用を結論づけるために，ミルクに添加するフッ化物のイオン化した濃度と総フッ化物濃度を決定することにあった．

　フッ化物とミルク成分間の相互の影響に関する研究は，1960年代初期にフッ化物イオン選択電極が導入されるまでは困難をきわめた．しかし，Ericsson（1958）による貴重な論文において，例外的に化学的相互作用ならびに普通のミルクと均質化したミルク

中のフッ化物の生物学的利用能を研究するための追跡因子として，放射化したフッ化物を用いた．彼は 1 ppmF と 4 ppmF では，5 時間まで CaF_2 のような不溶性塩の存在を示すフッ化物の沈殿は生じないことを見出した．ミルクの細分化により，20～25％のフッ化物はカゼインと結合し，クリーム中ではアルブミンと結合するものも微量に存在することが示された．ミルクの限外濾過により，フッ化物のすべてが拡散するのではなく，高分子への結合が持続することが示された．

　Konikoff（1974）は，フッ化物電極を用いてフリーズドライミルクの利用能を実験した．彼はドライサンプル中でフッ化物は十分に拡散することを見出した．彼の研究では，フッ化物濃度範囲のキャリブレーションカーブは，物理化学的理論（10 倍のフッ化物濃度の増加は，ネルンスト平衡理論によって予測できるように 58 mV の電位差となる）に従うことから，ミルク中フッ化物は本質的に遊離形として存在していることを示した．しかし，彼は水中フッ化物の比較データを示すことはできなかった．そして，一定のフッ化物が結合するなら，電気的な応答はネルンスト平衡に従うことが期待できる．さらにフッ化物電極では，サンプルを TISAB（全イオン強度補正緩衝液）と pH 5.0 で混合するため，ミルクとフッ化物によって形成する複合体は，いかなるものでも分離する．彼はフッ化物添加ミルクへカルシウムを添加しても，明らかなフッ化物の沈殿（水中で起こるような）は生じないことを見出した．彼は，これはタンパク分子のある部分へのカルシウムの結合とフッ化物と他の分子への結合とによるものであるが，観察所見は TISAB の存在によって説明できると推測した．

　ヒトと牛のミルク中に自然に分泌されるフッ化物のレベルと化学形態，およびミルク中フッ化物濃度に与えるフッ化物水溶液の飲用の影響について議論の的となってきた．そして，分泌されるフッ化物のいくらかは，イオン化していない形で存在しているという主張がなされた（Backer-Dirks ら，1974）．これらのデータは本レビューの領域外ではあるが，論文のいくつかで用いられた分析テクニックによって，ミルクに添加したフッ化物の回収を測定した結果が報告された．Duff（1981）は，牛のミルクへ 1 ppmF を添加後の総フッ化物量は一定であるが，イオン性フッ化物レベルは 72 時間後まで持続的に低下することを見出した．したがって彼は，フッ化物応用においてミルクは適切な運搬手段ではないものの，彼のデータは彼自身のテクニックによる結果であって，イオン性フッ化物の分析法としては標準的なものではなかったであろうと示唆した．Beddows と Kirk（1981）は，フッ化物電極による上清分析の前にタンパクを沈殿させるためにクエン酸緩衝液を用いるフッ化物分析テクニックを開発した．彼は 100 ppm までのフッ化物添加はほぼ 100％回収できることを見出した．追跡因子として放射化したフッ化物を用いて，冷たいミルク，低温殺菌ミルク，そして UHT ミルク（Ultra-heat-treated milk：超高温（瞬間）殺菌ミルクで長期保存が可能）について同様な結果が得られた．電極によるミルク中フッ化物の直接分析は，フッ化物添加ミルクの製造過

程のコントロールに適切であるが，総フッ化物量の測定としては正確性に欠ける．

　Beddows（1982）は，フッ化物と全ミルク，ホモジネート（均質化）したミルク，スキムミルク（脱脂粉乳）らとの相互作用の実験を続けた．10 ppmFまでは，カゼインの膠質粒子（ミセル）のサイズと電化に影響はなかった．高速の遠心やカルシウムの添加後においても，フッ化物の沈殿所見に関する事実はほとんどなかった．添加したフッ化物のすべては透析性であり，透析物のすべては遊離のフッ化物イオンとして存在していた．彼はフッ化物は単純なイオン平衡のもとに存在し，おそらくはミルクタンパクと可逆的なイオン性の複合体を形成するものと示唆した．熱処理したフッ化物添加ミルクは，透析について同様な行動を示した（BeddowsとBlake, 1982）．しかし，タンパク成分と複合体を形成するという事実がより多く，熱処理したカゼインの懸濁液によって得られた同様な結果を伴っていた．クエン酸緩衝液とタンパクの沈殿後にフッ化物のすべてはイオン形として回収された．透析によるミルクからのカルシウムとリンの除去は，フッ化物との複合体の形成を防ぐことはなかったが，内側のミセルからイオンを除去したり，ホスホセリンのようなカゼイン中のアミノ酸に強固に結合したイオンを除去するのは可能ではなさそうである．抄録においてPhillips（1991）は，超高温（瞬間）殺菌ミルク（UHT），低温殺菌ミルクと粉ミルクに，5 ppmで添加したフッ化物の安定化を研究した．低温殺菌ミルクに添加したフッ化物のすべては，ミルクの3日間の貯蔵期限を超えるまでフッ化物電極によって回収できた．超高温（瞬間）殺菌ミルクと粉ミルクのフッ化物利用能は少し低下した（4〜12％）．これは，ミルクタンパクの熱処理による複合体の形成を示すものである．

　Wieczorekら（1992）は，ゲル濾過法を用いて純粋なミルクタンパクによるフッ化物の結合を研究した．彼らは通常のpHでは，結合するという事実は見出せなかった．pH 3.9においてだけフッ化物とラクトアルブミン結合を認めた．しかし，フッ化物非含有緩衝液中のタンパクの溶解がテクニックに含まれていた．サンプルがゲルに入り込むときだけフッ化物と接触した．仮に複合体の形成が時間に依存しているのであれば，タンパクの精製は，それらの構造と結合特性を変化させる．Chlubek（1993）によるポーランド語の出版物には，タンパク結合に関する同じデータが示されている．そしてフッ化物はホエー（乳清）にもカード（凝乳）のどちらにも見出された．11％程度は液体部分に見出された．これはEricsson（1958）と他の所見とは対照的である．

　Kahamaら（1997）は，ヘキサメチルジシロキサン（HMDS）を用いた微量拡散法による非フッ化物添加牛乳の分析について発表した．その原理は，ミルクは酸性となりHFを形成する．HFはHMDSの存在下でサンプルから遊離し，アルカリに捕獲されて回収される．それを緩衝してフッ化物電極で測定するというものである．彼らはミルクを灰化あるいはタンパク分解酵素で消化後に，微量拡散することによって総フッ化物量を測定した．フッ化物の約半分は拡散性で残りは結合型である．しかし，すべての総

フッ化物（灰化後に測定される）がタンパク分解酵素による消化後の非灰化ミルクで検出される．彼らは，結合しているフッ化物は，ミルクタンパク分子構造において物理化学的に解離すると結論した．この卓越した研究は，初期の研究で残された多くの疑問を解決することになった．

SharkovとPhillips（2000）は，微量の金属を補充したフッ化物添加ミルクについての抄録において，ミルク中フッ化物の利用能と活性とを特徴づけた．彼らは，後者の活性を測定することは，エナメル質または歯垢成分とイオンとの反応力というフッ化物局所作用のより適切なガイドに繋がると示唆した．しかしながら，これは口腔環境中で変化するし，ミルク中フッ化物と歯垢—エナメル質システムとの相互作用が不確定であることからして，イオンの活性を *in vitro* で測定しても，この効果の良好な予測変数とはならないであろう．

モノフルオロリン酸ナトリウム（MFP）は歯磨剤に用いられていることから，カルシウム塩と結合しないことがよく知られている．そして，カルシウムの存在下（Ericssonら，1961；Ericsson，1983；EkstrandとEhrnebo，1980）と高pH（Whitfordら，1983）で胃から急速に吸収されることが発見された．ミルク化学の詳細な研究はないかのようであるが，Villaら（1989）は，ラットと子どもにおいてはミルクからの吸収が高いことを見出した．吸収されて再分泌されたフッ化物とフッ化物添加ミルクの局所作用との比較の重要性は，利用能のデータ（本章3参照）の解釈のために必要である．仮に，フッ化物添加ミルクの主要な抗う蝕作用が直接的で局所的な作用であるとすれば，歯磨剤の臨床試験により，NaFよりもわずかに効果が劣る（Bowen，1995）ことが示された点でMFPは不利になる．しかしながら，この懸念を除けば，ミルクフロリデーションへのMFPの使用にはいくつかの利点もある．まず，吸収率が高い点（本章3参照），そして粉ミルクと十分に混合し得る点である（第4章参照）．

本章をまとめると次のようになる．ミルクにNaFとして添加されるフッ化物の一部は，イオン化した形においてタンパク部分と複合体を形成したり，隔離されたりするが，事実上残りのすべては遊離のイオン形である．熱処理したミルクはより多くの複合体を形成するが，この点については，新鮮，ホモジネート（均質化），脂肪，低温殺菌，UHT（超高温（瞬間）殺菌ミルク），そして粉ミルクによって若干異なるものである．

3 吸収，代謝，排泄

ミルクフロリデーションに関する初期の良好な臨床成績は，ミルク中フッ化物の作用様式をより深く研究するよう研究者たちを刺激した．多数の研究を吟味した：さまざまな条件下でさまざまなフッ化物複合体を摂取した場合の吸収，フッ化物の分布と排泄——生物学的利用能の疑問に狙いを定めて——全身的ならびに局所的作用，フッ化物代

謝の指標としての尿中排泄測定の有用性．

　空腹状態の場合に，フッ化物は胃から急速に吸収される——この過程はフッ化物の非電化のHFへの変換に伴う低pHで促進される．そしてHFは，フッ化物イオンよりも急速に胃上皮から移動する．フッ化物の吸収は，胃内に食物が同時に存在していたり，通常の胃pHより高かったりすると遅延する．血漿に吸収されたフッ化物は遊離のフッ化物イオンとして全身に運ばれ，空腹状態の場合は0.5〜1.0 μmol/l（0.01〜0.02 ppm）の範囲で分布する．たとえば，1.0 mgFの水溶液摂取後は2.0〜4.0 μmol/l（0.04〜0.08 ppm）になる．フッ化物は血漿から骨膜を通して新生骨に取り込まれる．減少したエナメル上皮とHertwig's root sheath（ヘルトウィッヒ歯根鞘）を通して形成期中の歯へも取り込まれる．生涯にわたって歯周組織からセメント質に取り込まれる．唾液，涙，汗，胃腸腺の分泌上皮から，そして腎糸球体において濾過されることにより（ヘンレのループと遠位腎単位において再吸収は受けない）排泄される．成人の場合，摂取フッ化物の約50％は尿中に排泄され，吸収されなかったフッ化物（約10％）は糞便中に排泄される．

　Ziegler（1956）の支持的な記述とラットにおける水とミルクからのフッ化物の吸収と代謝に関する最初のシステマティック研究なしに，フッ化物添加ミルクを摂取している子どもの初期のフッ化物排泄データが報告された．そして，ヒトにおける水とミルク中フッ化物の尿への排泄が放射化フッ化物を用いてEricsson（1958）によって発表された．ラットにおいては，摂取1時間後まではフッ化物の血液への吸収は，水よりもミルクからのほうがゆっくりであった．ミルクからの血液中フッ化物濃度の上昇はより持続的であり，累積の取り込みは10時間後までミルクからがわずかに6％低いだけであった．大腿骨部フッ化物濃度は，ミルクからは水の約80％であった．それぞれからの取り込みが4時間後にピークを迎え，その後に低下するのは骨からフッ化物が消失することを示唆している．

　6名のヒトボランティアが最初の食事から3時間後に追跡因子として^{19}Fを添加して1 mgのフッ化物を水またはミルクに溶解して摂取した．直前と1，2，4時間後に尿を採取した．尿中フッ化物の上昇は，水では初めの1時間が急激であり，ミルクでは2時間後であった．4時間の全排泄は，ミルクは水の約80％であった．洞察的ではあるが，Ericssonは，エナメル斑が血漿中フッ化物の急激なピークで生じるとするならば，ミルク中フッ化物のほうがより持続的に吸収することからして水よりも安全であるとコメントしている．一方で，歯へのフッ化物取り込みがラットの骨への取り込みと同様であり，抗う蝕作用にとって重要であるとすれば，ミルクからのフッ化物の抗う蝕作用はより劣るであろう．

　今では，フッ化物の生物学的利用能に関する概念は，フッ化物の作用様式が発育中のエナメル質に取り込まれることによって酸性状態でのエナメル質の溶解性が減少すると

いう優勢な仮説に基づいている．しかしながら，König（1960）は，妊娠中の母ラットと哺乳期間のラットにフッ化物を投与することにより，水でもミルクでも骨へのフッ化物取り込みが顕著に増加するが（発育中の歯への取り込みを意味する），離乳直後のラットにう蝕誘発性食餌を与えたらう蝕抑制は起こらなかったことを見出した（さらなる考察は本章4-1）を参照）．

Rusoffら（1962）によるミルクフロリデーションの予備的研究とWinterthur（ヴィンテルトゥール）の研究（Ziegler, 1964；Wirz, 1964）の7年所見の発表後に，Stamm（1972）はミルクフロリデーションの概念は，部分的にEricsson（1958）の所見の誤認によるものであると批判した．彼は「フッ化物水溶液と異なって，フッ化物添加ミルクは歯に対する著明な局所作用はない．それというのも，ミルクからのフッ化物のリリースには1時間の遅れがある（その時間に口腔から消失してしまう）．事実，1時間の遅れは，血漿へのフッ化物の吸収においてであり，Ericssonはミルク中フッ化物の75～80％は結合しておらず，それ故に飲み込む前に局所作用が自由に働くことを示した．

Shchoriら（1976）はさまざまな液体（2.9 ppmFを含むものと含まない対照）をラットに摂取させて骨と臼歯への取り込みを測定した．ミルクありとなしの紅茶，紅茶なしの2.9 ppmFのミルクは同様な骨のフッ化物レベルで，対照より有意に高かった．しかし，ミルクなしの紅茶は，対照または紅茶なしのフッ化物添加ミルクより有意に高い臼歯の取り込みを示した．ミルクありの紅茶は，臼歯表面のフッ化物取り込みにおいて，有意ではないが，低いレベルを示した．これらの所見は，最近になってSzékelyら（2006）によって次のように確認された．ミルクは紅茶のフッ化物の生物学的利用能を10％減少させた．この *in vivo* 研究は，尿中フッ化物排泄を測定することによって生物学的利用能を評価した．

Patzら（1977）は，フッ化物の生物学的利用能に対する食餌摂取の影響についての研究の一部として，ビーグル犬において，ミルクと離乳食は血漿中フッ化物の上昇を遅延させ，曲線下面積（8時間までの時間軸上に，血漿中フッ化物濃度をプロットしたもの：AUC）を減少させることを示した．ヒト対象の重要な研究において，EkstrandとEhrnebo（1979）は3.0 mgFの生物学的利用能について，水，ミルク，さらにミルクと朝食を摂取させて9時間後までの血漿中フッ化物の動向と尿中へのフッ化物排泄を測定した．30分にわたって，NaFの静脈内注入との比較によって生物学的利用能を測定した．血漿AUCの平均値は，水中フッ化物はフッ化物塩注入の100.8％，ミルク中フッ化物は73.8％，ミルクと朝食は53.7％であった．尿中排泄の平均値は，それぞれ，102.2，62.2，66.1％であった．著者らは生物学的利用能が減少したのは，胃内のCaF_2の形成に伴うミルクの結合型からのカルシウムが遊離したのか，拡散性のHF形成におけるフッ化物の部分的減少とフッ化物吸収の低下をもたらす胃酸の中性化によるものであろうと示唆した．彼はフッ化物補充剤の効果を決定する鍵は，血漿中フッ化物であるとい

う前提に立って，おそらくフッ化物錠剤はミルクまたは乳製品とともに摂取すべきではないと結論した．

　生物学的利用能に関する研究の考察の多くは，発育中のエナメル質に取り込まれることを前提に抗う蝕作用にデータが関連しているとみなされてきた．しかしながら，最近では，う蝕を減らすフッ化物の主要な作用については，歯垢/エナメル質相互作用における局所作用であるというエビデンスが蓄積されつつある．それにもかかわらず，唾液管のフッ化物レベルは血漿のフッ化物レベルと高度に並行関係にあるので（Carlssonら，1967；Shannon, 1977；TrautnerとSiebert, 1986），生物学的利用能データは血漿フッ化物動向から導き出され，今なお有効性の指標になっている．

　Spakら（1982）は，4人の空腹状態の若い成人を対象にフッ化物水溶液，ミルク，そして水で戻した乾燥離乳食（それぞれ500 ml, 10 ppmFで5 mgFの供給）を用いて，さらなるデータを提供した．生物学的利用能（AUCデータ）は，ミルクが72％，離乳食が65％であり，尿排泄データはミルク76％，離乳食63％であった．ミルクと離乳食に加えたフッ化物の *in vitro* での回収率は，ミルクが98～100％で離乳食が87～91％であった．著者らは，ミルクより離乳食中フッ化物の生物学的利用能が低下したのは，*in vitro* でミルクへのフッ化物の結合が少ないという見地から，胃が吸収の物理的バリアになっている（これはEricsson, 1958によっても示唆された）からであるとした．それらの所見の考察において，著者らは興味ある点を指摘した．それは，幼児や子どもの食餌分析からのフッ化物摂取量の計算は，フッ化物の生物学的利用能が低い点からして，真のフッ化物曝露より過大評価しているというのである．哺乳びん哺育幼児のフッ化物摂取の決定における飲料水フッ化物レベルの重要性についても言及している．ヒトの血漿からの母乳へのフッ化物の移行は微量（Ekstrandら，1981）であるため，母乳哺育の幼児は，非常に低いレベルのフッ化物を摂取している．

　Brambillaら（1995）は，ミルクだけ，ミルク中フッ化物（1，2 mg）とNaF錠剤として1 mgFを投与した126名の妊娠中の女性の血漿，尿，羊水のフッ化物レベルを測定した．血漿レベルは，それぞれ0.015，0.026，0.046，0.036 ppmFであり，すべてにおいて統計的有意であった．羊水のフッ化物レベルも有意に上昇し，血漿のおよそ半分であった．フッ化物群間での差は有意ではなかった．一般的には，フッ化物は容易に胎盤を通過しないとされているが，以前に同様の群で1 mgF超の水中フッ化物投与により，羊水フッ化物レベルが上昇することを示した（Brambillaら，1994）．

　TrautnerとSiebert（1986）は，ミルクを含む食餌からのフッ化物の生物学的利用能は減少すると報告した．骨粉は80％以上も生物学的利用能が低下する．生物学的利用能は血漿と唾液の動向（AUC）と尿中排泄データから決定された．ShulmanとVallejo（1990）はまた，ヒト対象において，ミルクでは13％，食餌では47％生物学的利用能が減少することを見出した．

Trautner（1989），Trautner と Einwag（1989）は，6人を被験者として，固形食餌の同時摂取によってフッ化物の生物学的利用能が低下するという重大な所見を発表した．NaF または NaMFP として，2mg のフッ化物を溶液または錠剤にて空腹な被験者に摂取させた後における血漿フッ化物ピークは，ミルク（ミルクにおける生物学的利用能は70%）で減少するが，ミルクと食餌の場合の血漿フッ化物動向はプラトーに持続し，生物学的利用能は空腹状態の被験者のフッ化物の96〜99%であった．Fuchs ら（1982）の所見と相反して，ミルクは，NaF であれ NaMFP であれ，生物学的利用能を低下させた．Fuchs らは，NaMFP からのフッ化物の生物学的利用能は，より大量のフッ化物（18 mg）で，より少量のミルク（200 ml）を用いた場合，ミルクでは水より低下しないとした．2つのフッ化物源の結果の類似性については，ミルクの生物学的利用能が低下したのは，凝固ミルクの固形物によって提供される物理的バリアによるものであって，カルシウムの結合や胃 pH の上昇によってもたらされるものではないと Trautner と Einwag は示唆した（Spak ら，1982に賛同）．次にミルクは胃から吸収の遅い小腸に移行する．しかしながら，仮にミルクとフッ化物とに付随して固形食餌が摂取されると，胃が空状態になるのが遅れて，ミルクタンパクが胃の分泌で消化されるため，隔離されたフッ化物は遊離して吸収される．Tóth ら（2007）の最近の抄録において，尿中へのフッ化物排泄（生物学的利用能の測定）は，同時摂取より食事から2時間後にフッ化物添加ミルクを摂取した場合は高まると報告したので，出版物では完全に解決されていない．

　Villa ら（1989）は，NaMFP でフッ化物添加した粉ミルクを用いてラットの骨への取り込みと就学前児の尿へのフッ化物排泄を測定することにより，生物学的利用能を研究した．ラットの実験によって，食餌を自由に摂取させた場合，水中の NaF からよりもミルクの NaMFP からの骨取り込みが約2倍高くなることが判明した．液体と固体とを別に投与すると，2つのフッ化物源の取り込みは同等であった．同じような結果が子どもにも認められた．食餌とフッ化物とを同時に摂取させると，ミルク中 NaMFP からのフッ化物の尿中排泄は水の NaF からの場合よりも2倍高くなった．しかし，フッ化物を空腹状態で投与すると有意差はなかった．これらの結果は次のように解釈できる．NaMFP はミルクと複合体を形成しない．そして，空腹状態においては NaF と同等であり，食餌の存在によって影響を受けることもない．この研究では，ミルク中フッ化物添加と NaF ならびに NaMFP との比較は行わなかった．上記の Trautner と Einwag の結果からすれば，食餌とともに摂取した際の生物学的利用能は同等になるはずであった．

　Marthaler ら（1978）は，全身的なフッ化物補充剤（ことに食塩へのフッ化物添加）という手段の目的は，尿中フッ化物排泄が成功している水道水フロリデーション計画において観察されるのと同等になるように投与量を調節することにあると報告した．この

法則は，水中とミルク中のフッ化物の作用様式は同じであると仮定してミルクフロリデーションにも適用できる．引き続いて，ミルク中フッ化物の正確な投与を設定するために，尿中フッ化物排泄をフッ化物摂取の推定のために用いた．MarthalerとPhillips（1994）は抄録において，ミルクフロリデーション計画の実行に先立って，5～6歳のブルガリアの子どもの尿へのフッ化物排泄を測定した．24時間尿の採取は困難であるため，時刻を限定した採取方法を用いた．排尿して膀胱を空にしたときの8時頃から，次に尿を排泄する昼の12時頃までの尿を監視下で採取した．正午から午後4時頃までに再び採尿した．子どもの親は，就寝から最初の排尿までの時間帯で起床時の最初の尿も採取するように指示された．サンプルの量とフッ化物濃度とを測定してベースラインのフッ化物排泄率（μgF/h）を計算した．さらに翌日の午前8時に排尿して，すぐに1 mgF（5 ppm）を含む200 mlのミルクを摂取させて，同様な採尿を行った．対照群の子どもについても同様なデータを得た．実験データからベースラインデータを差し引くことによってフッ化物添加ミルクによるフッ化物排泄を計算した．日中の採取時間帯において排泄されたのは，投与量のおよそ1/6という結果であった．夜間採取時のフッ化物排泄も本質的には同じ結果であった．ブルガリアの子どものこれらのデータと，フッ化物添加食塩を摂取しているスイスの子どもとの比較を行った（Marthalerら，1994）．他のフッ化物含有物の摂取による時折の高値を伴って，スイスの子どもの排泄のほうが幾分か高かった．

　1997年にKolesnikは，ミルクフロリデーション計画を予定しているロシアの3都市の4～6歳児の尿のモニタリング研究を発表した．採尿の方法は，前述のMarthalerとPhillips（1994）の時間を限定した採取と同様であり，毎日のフッ化物摂取（DFI）の50％が排泄するという仮定のもとに，1日の尿中フッ化物排泄の総和（IDUFE：mg/日）を推計すべくデータを挿入した．方法はMarthalerら（1999）が編集した小冊子の中に詳しく述べられている．IDUFEのデータは，1日当たり0.45 mgのフッ化物に相当するミルクフロリデーション（2.5 ppmFのミルク180 ml）の実施前と，実施から1週，6，12，24カ月後に採取されて示された．3都市でのミルクフロリデーション前は，0.22～0.26 mg/日であったものが，開始24カ月後には0.44～0.56 mg/日に増加した．フッ化物の排泄や蓄積における代償的な調節の事実はなかった．同様な結果が3，4，5年後にも認められた（KolesnikとPereslegina，2000；Pereslegina ら，2002）．さらに最近になりSzékely（2007）は，フッ化物添加ミルクの尿中フッ化物排泄の増加は，1日だけよりむしろ1週間で消滅したことを抄録に報告した．

　Toumbaら（1996）は，11名の成人を対象に1 mgFを含む200 mlのミルク摂取後の同時の血漿と尿中フッ化物の動向を研究した．血漿中のフッ化物ピーク（平均0.05 ppm）は，ミルク摂取後30分で起こり，尿中ピーク（127 μg/h）は0～60分尿であった．1カ月間のフッ化物添加ミルクの摂取後において，同時の血漿測定では，有意

に高い上昇を示したが（値の記載はない），驚くことに，24時間尿サンプルでは，フッ化物排泄の増加は示されなかった．この変則的事象についての説明はなかった．血漿レベルの増加という事実にかかわらず，尿中フッ化物排泄が低下するという代謝的メカニズムは何かを見極めることは難しい．

　Villa（2000）は抄録において，粉ミルクとオレンジジュース中のNaMFPとしての1 mgFの投与による排泄割合について記載した．フッ化物排泄の測定はフッ化物投与前と投与7時間または24時間後に行った．投与による排泄フッ化物（フッ化物の尿排泄部分，FUEF）は，ミルクが25.9％でオレンジジュースが27.9％であったが，統計的に有意ではなかった．同様な結果が7時間採取において認められた．毎日のフッ化物排泄データは示されていなかった．その後の抄録において，Villa（2001）は5人の若人のデータを報告した．そこでは，水として3 mgFの摂取，3 mgFの水と朝食の摂取，3 mgFミルクと朝食の摂取後9時間での血漿フッ化物動向と尿中フッ化物データが提供された．生物学的利用能の推計では，3種の投与形式間に統計的有意差は示されなかった．用いたフッ化物がこの著者の以前の研究において用いたNaMFPであったかどうかは言及されていない．1989年のVillaら（1989）の食餌と一緒に摂取した結果ではNaFからのフッ化物排泄が抑制されることからして，今回の抄録はNaMFPとしてのデータであることを示している．Wangら（2001a）による簡単な抄録では，ミルクからのフッ化物の生物学的利用能は血漿フッ化物動向では80.2％，尿中排泄データからは84.8％であると記載されている．

　マーシーサイド（Merseyside）におけるミルクフロリデーション計画の一部として，KetleyとLennon（2000）は4～5歳児の8名を対象に，連続55時間における最大フッ化物排泄率と毎日のフッ化物排泄をモニターした．ミルクとしての0.5 mgのフッ化物摂取による1日のフッ化物排泄の平均は0.33 mgであった．研究の2つ目では食餌からフッ化物添加ミルクを除いた標準量の4日間投与の後，子どもに0.5 mgのフッ化物投与し，フッ化物排泄部分を測定したところ平均で30％であった．類似のデータとしてオレンジジュース中の1 mgFを摂取したチリの子どものVillaら（1999）によるものがあり，他の就学前児の研究では，フッ化物排泄部分は20～30％であった（Hargreaveら，1970；Ekstrandら，1994）．マーシーサイドのフッ化物添加ミルク計画における5～6歳児からの24時間尿サンプルのKetleyとLennon（2001）の最近の研究では，1日平均フッ化物排泄は0.3 mgであり，0.5～2.0 mgFの投与に対して，39％のフッ化物排泄割合であった．この場合においては，負のフッ化物バランスになる可能性を避けるために，フッ化物投与期間までの低いフッ化物投与は除かれた．2.5 ppmのフッ化物添加ミルクの摂取期間中の1日の総フッ化物摂取推計量は0.76 mgであり，これは至適に準じるものとみなされた．フッ化物排泄割合は，1.0～2.0 mgという多量摂取からの30％よりも少量の0.5 mgからのほうが50％と高かった．Villa（2004）による利用可能な尿中

排泄割合に関するデータから次のことが示された．それはフッ化物排泄の個人差は，1日のフッ化物量の逆関数，尿中フッ化物排泄率と子どもの年齢に起因しているというものである．尿中排泄データからの幼児のフッ化物摂取の推計は，尿中フッ化物排泄値の割合の推計に付随してくるに違いない．

Ketleyら（2002）によるさらなる研究では，2〜5歳児の24時間の尿中フッ化物排泄を比較した．（a）低フッ化物濃度水道水地域，（b）2.5 ppmFを含むミルクを飲用している同様な子ども，（c）至適濃度のフッ化物添加飲料水を飲んでいる子ども．1日のフッ化物排泄量は，低フッ化物濃度水道水地域で0.21 mg，フッ化物添加ミルクで0.3 mg，フッ化物添加飲料水で0.36 mgであった．データは学校でのミルクにおける2.5 ppmというフッ化物濃度は低すぎるという結論を支持している．

予備的研究（Székelyら，2002）の抄録において，3〜7歳のローマの子どものフッ化物排泄の1日の排泄を推計するために，F/クレアチニン比を用いて一時点のサンプルからの推計が報告された（Marthalerら，1995）．平均の1日のフッ化物排泄を推計するための監視下での時間—コントロール法を用いた結果では0.34 mgであった．対応のあるt検定において統計的有意差はなかった．これは，地域ベースでフッ化物排泄をモニタリングする方法として，より簡単な一時点サンプルのフッ化物/クレアチニン比の正当性を示し，サンプルがフッ化物投与前または後で採取されることを規定した．Zohouriら（2006）は一時点サンプルのフッ化物/クレアチニン比によって推計された尿中フッ化物排泄と24時間尿から測定されたフッ化物排泄の関連を調べた．その結果，統計的に有意な正の相関（0.76）を認めた．これは一時点サンプル推計は，ある場合においては，より長時間にわたる尿採取の実用的な代替手段になり得ることを示唆している．

抄録において，ミネラルウォーター，野菜ジュース，1 mgF添加ありとなしの200 mlのミルクを毎日摂取している成人の24時間の尿中フッ化物排泄について研究された（GintnerとBánóczy，2002a）．5日後の平均フッ化物濃度は，対照群で0.23 ppm，フッ化物添加ミルクグループで0.58 ppmであった．1日のフッ化物排泄の結果は記載されていなかった．フッ化物排泄の割合は約55％であった．

ミルク中フッ化物に関するフッ化物吸収，フッ化物代謝，フッ化物排泄の文献を要約すると次のようになる．空腹状態であれば，ミルクと同時に摂取することにより，フッ化物吸収は25〜30％減少する．食餌の性質によって異なるが，フッ化物添加ミルクとともに固形食餌を投与すると胃が空になるのが遅れ，フッ化物吸収に時間がかかるために血漿フッ化物動向は平坦であるが継続し，結局は100％の生物学的利用能になる．ミルクなしの食餌もまた血漿フッ化物ピークを遅延させる．いくつかの研究では，ミルクはNaFと同じように，NaMFPからのフッ化物の生物学的利用能を減少させたが，エビデンスは不確かである．生物学的利用能が増加したもののNaFではなく，NaMFP

の形でミルクへフッ化物を添加する利点については確認が必要である．ミルクからのフッ化物吸収が遅延するのは，おそらく化学的結合というより凝固したミルクの固化によってフッ化物が物理的に隔離されるためであろう．

　生物学的利用能に関連する尿中フッ化物排泄の分析結果は，血漿フッ化物動向から導き出された結論とほぼ一致している．尿中フッ化物排泄に関する研究の多くは，フッ化物添加ミルクを含む地域単位でのフッ化物補充計画におけるフッ化物摂取のモニターのために実施されている．尿へのフッ化物排泄の割合は，成人でおよそ50％であるが，幼児では20％と低い．これは成長速度，他の食餌の種類，子どもの年齢とフッ化物量にもよるが，3〜5歳の子どもの至適な1日の尿中フッ化物排泄は，約0.4〜0.5 mgである．

4　口腔内システムに対するミルク中フッ化物の影響

　口腔内は，物質，食餌，化学物質などが侵入し，変化を被る非常に複雑な場所である．歯の硬組織周囲の口腔生態系である口腔内の液体（唾液，歯肉溝滲出液），歯への沈着物（歯垢，歯石），全身的に経由し唾液を介して再分泌されたり，局所的に応用されたフッ化物の効果を促進，抑制あるいは変化させる．したがって，臨床応用の前または同時に，与えられた状態で最適な効果が得られるように，フッ化物の作用について研究すべきであり，研究されていなければならない．

1) 口腔内エナメル質への取り込み，エナメル質の脱灰と再石灰化

　ミルク中フッ化物の作用様式を決定する際の重要な因子は，ヒトの歯に対する作用を評価することである．ヒトの歯の脱灰・再石灰化に対するフッ化物の作用を試験する方法は多種多様である．(a) ヒトの抜去歯の硬組織に対する *in vitro* 研究，(b) ヒトの歯のエナメル質サンプルを歯の装置に取り付けて，種々の条件下でヒトに装着する（*in vivo* 実験），そして (c) ヒトの歯への *in vivo* 実験で，たとえば通常の環境の歯における変化を決定するための日常の条件下でのエナメルバイオプシーである．

　Lightら（1958）は，出生以来フッ化物添加ミルクを摂取して，う蝕経験のない一人の子どもの乳歯のフッ化物濃度に関する簡単な報告を発表した．1968年にも二人目の子どもについての同様なデータが公表されている（Lightら，1968）．これらはおそらく，フッ化物添加ミルクのヒトへのフッ化物取り込みの最初の報告であるが，もちろんのこと信頼性は低すぎる．今村（1959）による学校給食（スープとミルク）へのフッ化物添加の経験の不確かな記述の中で，乳臼歯のエナメル質の高いフッ化物レベルについて触れられているが，分析したサンプルや方法に関する詳細は見当たらない．

　5年間フッ化物添加ミルクを摂取した8〜10歳の子ども（すなわち上顎切歯の萌出前

後）の切歯エナメル質を対象としたエナメルバイオプシーによって，フッ化物補充を受けなかった対照群の子どもよりフッ化物濃度が高いことが示された（Tóth ら，1978）．エナメルバイオプシー（酸エッチング）で溶解したカルシウムは，対照群よりフッ化物添加ミルクグループのほうが少なかった．これは，エナメル質の溶解性の低下を示すものであるが，統計的に有意な差ではなかった．子どもは 60％の DMFT の減少を示した．フッ化物添加ミルクのう蝕臨床試験への参加者としての 4〜7 歳の子どもたちに 3 年間ミルクフロリデーションの臨床試験を実施したところ（Zahlaka ら，1987），乳歯にも永久歯にも有意なう蝕減少が示されたが，Tóth らの所見と相反して，切歯のエナメル質フッ化物濃度に有意差はなかった．この研究では，萌出後の上顎永久歯へのミルク中フッ化物の曝露がなかったので，ハンガリーの研究より低かったのであろう．おそらくこのことは，萌出前のエナメル質への取り込みは，この場合は重要な因子ではないことを物語っている．

12 カ月間にわたってミルクから 1 mgF を投与された子どもの追跡実験において，補充開始前と開始 6，12 カ月後にエナメルバイオプシーが実施された（Tóth ら，1989）．バイオプシーの過程において溶解したリンを測定してエナメル質の溶解性を評価したところ，6 カ月と 12 カ月で有意に減少した．その一方で 12 カ月後にはフッ化物濃度が有意に上昇した．フッ化物未添加ミルクを供給された子どものエナメル質溶解性を研究していれば興味深かったであろう．

口腔内う蝕モデルシステムを用いた予備的研究において Chandler ら（1995）は次の発見をした．ヒト口腔の装置に取り付けられたガーゼでカバーした牛エナメル質ブロック（口腔内う蝕誘発試験，ICT）がミルクに浸漬することによって投与されたとき，NaF と NaMFP としてのフッ化物は食餌の炭水化物のために脱灰が減少することはない．しかしながら，う蝕攻撃の強さと実験期間，そして被験者数は少なかった．

Tóth ら（1997）は，実験的に脱灰したヒトエナメル質を 7 日間または 14 日間，0，1，10 ppmF を含むミルクへ *in vitro* で曝露させて，フッ化物のエナメル質表面への取り込みと耐酸性試験を実施した．10 ppmF への 14 日間作用だけはエナメル質フッ化物レベルが増加し，ミルクだけの曝露に比べて有意に溶解性が減少した．Al-Khateeb ら（1998）によって報告された最近の *in vitro* 実験では，0，1，2.5，5 ppmF のミルクへ 4 週間曝露後にヒトエナメル質の人工的ホワイトスポット病巣の再石灰化を確認した（定量光誘導蛍光法，QLF）．しかしながら，フッ化物レベル間の有意性は認めなかった．たとえば，エナメル質表層におけるミルク中フッ化物との相互作用に関係する歯垢や唾液が存在しているので，*in vitro* 曝露は *in vivo* でのフッ化物取り込みとして重要とはみなされない．

抄録において，Rugg-Gunn と Boteva（1997）は口腔内装置に取り付けたエナメル質サンプルを口腔内に装着し，フッ化物添加ミルクまたは水への 1 日に 4 回の曝露を 5 日

間行い in vivo でのフッ化物取り込みを比較した．洗口だけまたは水中フッ化物と比較して，洗口後に飲み込んだときのフッ化物添加ミルクの取り込みが大きかった．健全あるいは脱灰を受けた表面において同様な結果が見出された．この予備的な結果は，吸収後に唾液に再分泌されたフッ化物の直接的でない効果の重要性を示唆している．

Rugg-Gunn と Boteva（2000a）は，水中またはミルク中だけと比較してフッ化物添加ミルクに 10 日間，1 日に 2 時間ずつ曝露することによって，ホワイトスポット病巣の再石灰化が in vitro で増加したことを報告した．しかしながら，曝露前に病巣は切断されたようであり（つまり，曝露を受けたエナメル質は真の表層エナメル質ではなかった），フッ化物添加ミルク群のベースラインの脱灰は，他の 2 群よりかなり低く，切片数とそれらの状態（自然なのか人工的なのか）についても混乱がある．Wang ら（2001b）による in situ 研究により，フッ化物水溶液よりフッ化物添加ミルクに浸漬した牛エナメル質の病巣の再石灰化が亢進したことが示された．しかし，実験の詳細に関する記述は，研究の長所を判定するには不十分である．

in vitro 脱灰モデルにおけるエナメル質へのフッ化物添加ミルクの影響について Arnold ら（2003）が報告した．モデルは，エナメル質の脱灰液へ 3 日間浸漬し，その後にミルク，フッ化物添加ミルク（1 ppm），生理的食塩水と再石化液へ 3 日間浸漬するという 2 段階を交互に 99 日間行うというものである．連続的な薄切後に，病巣部分が偏光顕微鏡で確定され，コンピュータ化された 3D 再建によって体積を測定した．フッ化物添加ミルクでは，病巣体部の体積はミルクだけあるいは生理的食塩水より有意に小さかった．他の処理よりもフッ化物添加ミルクによるほうが表面部分は有意に厚く，生理的食塩水よりもミルクだけのほうが厚かった．再石灰化群の表層帯のカルシウム濃度は，ミルク群のいずれよりも有意に高値であったが，病巣体部のカルシウム濃度は他のいかなる群よりもフッ化物添加ミルク群のほうが有意に高かった．さらに生理的食塩水群よりもミルク群のほうが有意に高かった．リン濃度は大まかにはカルシウムデータに従った．フッ化物添加ミルク群の表層帯のフッ化物濃度は他のいかなる群よりも有意に高かったが，この差は深層では認められなかった．著者らはミルク中フッ化物は動的な '循環' モデルにおいて 3 段階様式で脱灰を防止していると結論した．1 つ目は弱く結合したフッ化物の貯蔵所を形成するためにフッ化物はカルシウムと結合する，2 つ目はミルクのカルシウムとリンが再石灰化に寄与する，3 つ目はミルクタンパクがエナメル質表層に吸着し，脱灰からエナメル質を保護する．

Ivancakova ら（2003）は，in vitro の pH サイクリング実験によって，歯根面う蝕の進行に対するフッ化物添加ミルクの影響を報告した．初期う蝕病巣形成後に歯根面組織を薄切し，歯根面表層を除く部分には酸抵抗性バーニッシュを塗布し，表層は引き続く処置のための曝露面として残された．2 週間のサイクルには，4 時間の脱灰，6 時間の処置と 14 時間の再石灰化が含まれる．病巣の進行は偏光顕微鏡とマイクロラジオグラ

フィーによって測定した．処置群には，水のコントロール，ミルクだけ，ミルク＋205 ppmF，そしてミルク＋5 ppmFが含まれていた．すべての病巣は実験期間中に進行したが，5 ppmFミルクの病巣深さがもっとも小さかった．ミルクだけの群の増加は，対照群より有意に低かった．ミネラル消失の総和は，すべての群で増加したが，対照群より2.5 ppmFミルク群のほうが有意に低かった．この結果は，成人の歯根面う蝕に対する予防効果の可能性のエビデンスを提供するものである．

Kahamaら（1998）による報告に，pHサイクリングシステムにおけるカルシウム消失に対する牛ミルクの本来のフッ化物濃度の差の影響が述べられている．エナメル質サンプルをpH5で脱灰した場合，低フッ化物濃度のミルク（0.03 ppmF）に比べて0.3 ppmFを含む牛ミルクによる再石灰化によりカルシウム消失が36％減少した．

Engströmら（2006）は *in vivo* での病巣形成に対するフッ化物添加の影響を報告した．病巣はレーザー蛍光によって測定した．レーザー蛍光は満足できる診断であり，ミルク中の5 ppmFによって病巣形成は有意に減少した．

硬組織に関する論文をまとめると，フッ化物添加ミルクからのフッ化物のエナメル質への取り込みは不確かである．結果のバラツキはエナメル質へのフッ化物取り込みに対する唾液中への再分泌フッ化物の関連性と重要性を示しているのであろう．しかしながら，フッ化物添加ミルクは *in vitro* と *in vivo* でエナメル質の病巣の再石灰化を促進し，エナメル質と象牙質の脱灰を抑制する．ミルク自身には，*in vitro* だけでなく，口腔う蝕モデルにおいても予防効果がある（McDougall, 1977）．ミルク中フッ化物の最適な供給を目的に，そのモデルを用いて量─反応の濃度，様式と投与頻度を探索する実験領域は大きい．

2）ヒト対象の口腔内の影響：唾液と歯垢

口腔内でのフッ化物の作用は，唾液と歯垢の存在によって大きな影響を受ける．唾液の分泌速度，唾液のクリアランスと摂取様式（洗口，飲用，嚥下）の変化は，唾液のフッ化物レベルに影響し，引いては歯垢中フッ化物レベルに影響する．歯垢／エナメル質界面における相互作用は，フッ化物取り込みの鍵である．そこで，この100年のうちに，非常に多くの *in vivo* 研究によってエナメル質のフッ化物取り込みに対する唾液と歯垢の影響が調べられた．

唾液と歯垢におけるフッ化物添加ミルクの影響に関する研究は，最近までは試行的であった．Twetmanら（1998）は，7日間にわたって毎日フッ化物添加ミルク（1 ppmF）を小学生に摂取させて，全唾液と耳下腺，顎下腺唾液のフッ化物を測定した．摂取前と7日後のフッ化物レベルは，フッ化物添加ミルク摂取後1時間および3時間において全唾液で有意に上昇し（約0.8 μmol/l，ベースライン0.4），腺唾液で6時間後まで有意に上昇した．抄録においてGintnerら（2000）は，200 mlの5 ppmFを含むミルクまた

は水で5分間洗口する前と後で，成人の被験者が唾液を採取するという実験について述べた．両方の液で洗口直後の5分間の刺激唾液サンプルにおいては，およそ0.5 ppmの同様なフッ化物ピークが認められたが，フッ化物添加ミルク洗口後2時間は唾液のフッ化物は高値を継続した．一方で，水中のフッ化物サンプルは5分後に安静時のレベルまですぐに低下した．このことは，水よりもミルクは，洗口後のフッ化物局所保持を促進することを示している．Rugg-GunnとBoteva（2000b）は幾分異なった結果を得た．そこでは，低フッ化物濃度のミルクと水を対照群として，5 ppmフッ化物添加ミルクまたは水100 mlで計90秒間洗口後に4分間ずつ2回非刺激唾液を採取した．フッ化物水溶液よりフッ化物添加ミルクでの洗口後の最初の非刺激唾液サンプルにおいて，多くのフッ化物が口腔に保持され，より高濃度が観察された．しかしながら，両試験ともに2回目の4分間の採取においてフッ化物濃度は低下した．この研究結果の相違についてGintnerらは，サンプルは非刺激であり，ハンガリーの研究において用いた刺激唾液採取において増加した口腔は，おそらく軟組織に付着した貯蔵所からサンプルへフッ化物が溶け込んだからであろうと報告した．しかしながら，上記したTwetmanらの研究では，フッ化物添加ミルク飲用前後の唾液フッ化物レベルにおいて非刺激と刺激とで有意差は認めなかった．

Borosら（2001）は，5 ppmFのミルク200または500 mlで洗口後の若い成人の45〜55分の非刺激全唾液または60分の尿中フッ化物排泄のフッ化物濃度は，フッ化物未添加ミルクと比較して上昇しないことを見出した．しかしながら，ミルクを摂取した場合は，非刺激全唾液のフッ化物濃度と尿中フッ化物排泄は有意に増加した．唾液中フッ化物の増加は，吸収後に唾液腺を介して再分泌されたフッ化物によるものであることを示唆している．大量のミルク（2.5 mgF）摂取後の唾液中フッ化物濃度は，より少量（1 mgF）摂取後の唾液中フッ化物濃度より低下する．この変則的現象は大量からの速やかなフッ化物の吸収によって説明できる．つまり，唾液中フッ化物のピークは，サンプル採取よりも前に起こっているのであろう．頬腺（小唾液腺）唾液は，非刺激全唾液の10倍のフッ化物濃度を含んでおり，フッ化物添加ミルク摂取後45〜55分では有意に変化しない．頬腺唾液中のより高いフッ化物濃度は非角化頬側粘膜を介した水（フッ化物ではない）の再吸収によるものであろう．

Peterssonら（2002）は，1 mgFを含むものと含まない水とミルク200 ml摂取後の6〜8歳児の唾液と歯垢のフッ化物濃度を研究した．フッ化物濃度は摂取15分後の非刺激唾液では有意に上昇したが，120分後は有意ではなかった．しかしながら，摂取120分後に採取した歯垢では，フッ化物添加ミルクまたは水摂取後のほうが，ベースラインまたはフッ化物を含まないミルクまたは水摂取後よりも有意に高いフッ化物を含んでいた．このことは，歯垢の構成成分によってフッ化物が補足されたことを示している．同じグループ（Engströmら，2002）の後の論文では，フッ化物添加ミルク摂取前と摂取

30，120，240分，12，18時間後の子ども，青年，成人の歯垢フッ化物濃度を測定した．ミルクは1回だけ，あるいは4日間連続して1回ずつ与えられた．両投与方法ともに，歯垢フッ化物は4時間後に有意に上昇した（湿重量当り約6～18 ppmで，およそ3倍）が，その後は上昇しなかった．

唾液の性質に与えるフッ化物添加ミルクの影響に関する研究において，GintnerとBánóczy（2002b）は，被験者に液体だけを5日間与えるなかで，5 ppmF添加と非添加ミルクを与えた．研究終了時点の唾液中フッ化物は0.57 ppmであった（コントロールは0.096 ppm）．この抄録には，唾液採取の方法とタイミングの詳細が記載されていなかった．唾液中フッ化物レベルに対するフッ化物添加ミルクの摂取様式の影響についてGintnerとBánóczy（2003）が研究した．観察された唾液中フッ化物濃度のピークの最高から最低は，5分間の洗口後（1.62 ppm）＞1分間の洗口後（1.43 ppm）＞口唇の間からストローで飲用（0.93 ppm）であった．この短い報告に統計の記載はなく，腺を介してのフッ化物の再分泌が期待できる飲用後の遅い時刻におけるレベルは報告されていなかった．

フッ化物添加ミルク使用後の唾液と歯垢の性質に関する研究については多数の論文で述べられている．Gombikら（1992）とKertészら（1992）は，抄録において，8週間にわたって2.5 ppmFを含むミルクを摂取した子どもは，歯垢フッ化物濃度が上昇し，歯垢微生物の総数に変化はないものの，ミュータンス連鎖球菌数が有意に減少した．コントロールにおける微生物数は増加した．唾液中微生物数に対する影響はなかった．

Jentschら（1999）の研究において，成人の被験者が10 ppmFミルク，ミルクだけ，10 ppm F水溶液または水だけで10分間洗口後に飲み込んだ．洗口した量と飲み込んだ総フッ化物量の記載はなかった．非刺激および刺激唾液サンプルが，洗口前と洗口60分後に採取され，口腔微生物叢に影響する多数の唾液成分が分析された．ベースライン値と比較して，フッ化物添加ミルクとフッ化物水溶液による洗口は，非刺激および刺激唾液の唾液ペルオキシダーゼとα-アミラーゼの活性が上昇していた．これらの影響の作用様式の説明や示唆は記載されていなかった．

抄録において，KertészとVásárhelyi-Peredi（1996）は，洗口後の歯垢のpH反応を研究した．洗口に用いたのはミルク，ミルク＋スクロース，ミルク＋キシリトール，ミルク＋フッ化物，ミルク＋スクロース＋フッ化物，ミルク＋キシリトール＋フッ化物であった．スクロース溶液はポジティブコントロールとしてであった．ミルク＋スクロースはポジティブコントロールより酸産生が減少し，ミルク＋スクロース＋フッ化物はさらに減少した．ミルク本来のラクトース（乳糖）からの酸産生は，別々に添加したフッ化物とキシリトールによって減少した．ラクトース発酵能の高い被験者でさえ，両方ともラクトースからの酸産生がなくなった．しかしながら，ラクトースからの酸産生速度が，顕著なう蝕誘発性に繋がるほど十分なことは稀であり，フッ化物存在下では，

ミルク砂糖からのう蝕リスクは無視し得る．

　Ivanova と Mateeva（1996b）は，ミルクなし，ミルクだけ，フッ化物添加ミルクを摂取している6歳の子どもの歯垢の分布と厚みを研究した．著者はミルクとフッ化物添加ミルクは歯垢抑制効果があると述べているが，方法の詳細，特に歯垢の厚みの測定方法が不明確で，その利点を判定することはできない．

　口腔微生物バイオフィルムとしての in vitro プラークモデルが，人工唾液と1カ月間，毎日30分間ずつ200 ml のミルクまたは200 ml の5 ppmF ミルクを適用することによって成長した．ミルク中フッ化物の存在は，バイオフィルムのpHを上昇させ，13日間の成長後の最高集落数において，連鎖球菌の総数とミュータンス連鎖球菌数は減少した（Pratten ら，2000）．

　緩衝液とミルク中のNaFとNaMFPとしてのフッ化物の Streptococcus mutans, Lactobacillus acidophilus, Candida albicans の生存と成長に対する影響に関するさらなる in vitro 研究が Kamotsay ら（2002）によって行われた．彼らは試験したフッ化物レベル（1～1,000 ppm）では，いかなる微生物叢の生存にも影響を与えなかったが，緩衝液中の高濃度フッ化物は急激な成長の段階を遅らせた．フッ化物添加ミルクの成長反応速度に関する研究は行わなかった．

　Engström ら（2004a）は，フッ化物添加ミルク（2.5 ml, 5 ml）を毎日，4週間摂取後の唾液の微生物叢に有意な変化を認めなかったが，同じグループ（Engström ら，2004b）は，5 ppmF 含有および非含有の250 ml のミルク飲用前と飲用30, 60, 180分後に採取した，スクロースを浮遊した歯垢による乳酸産生に関する子どもを対象とした研究について述べた．フッ化物未添加サンプルの乳酸産生は30分で上昇したが，フッ化物添加サンプルでは認められなかった．ベースラインと比較して，60または180分の歯垢酸産生において変化はみられなかった．結果から歯垢中フッ化物の直接的な影響は酸産生に関してミルクから由来することが示唆される．

　要約すると，全唾液のフッ化物レベルはフッ化物添加ミルク摂取後30～60分間で上昇し，この上昇は吸収されたフッ化物が唾液腺を介して再分泌したことと，ミルクフッ化物が保持されたことによるものであることをエビデンスは示している．歯垢中フッ化物レベルもまた，唾液フッ化物より長い期間増加する．フッ化物添加ミルクの摂取による唾液と歯垢の微生物叢の構成における変化のエビデンスは，むしろ否定的である．

3）実験的研究

　エナメル質へのミルクフッ化物の取り込みと引き続くう蝕減少は，実験動物による多数の研究で調査された．動物——主にう蝕感受性ラット——を用いることの利点は，歯の硬組織に期待される変化が生じる期間が短い，そして影響因子と交絡因子の選択と限定が自由にできることにある．これらの研究の結果は，注意深くヒトに当てはめられる

が，フッ化物添加ミルクの可能な効果に関する重要な知識をもたらす．

　ミルク自身の動物実験のエナメル質に与える予防効果は低い（Shaw ら，1959；Bánóczy ら，1990）．前述したように，König（1960）は，ミルクフッ化物のラットの骨とおそらくは発育中の歯への取り込みを示すデータを発表した．水からよりもミルクからの取り込みのほうがやや低い．う蝕誘発性食餌と同時に萌出後にフッ化物添加ミルクを投与するとう蝕が抑制される．しかし，歯の形成期中だけに投与すると抑制されない．この結果は，フッ化物の作用はエナメル質プラーク境界におけるものであることを強く示唆している．効果は直接的な局所作用または唾液に再分泌されたフッ化物を介しての間接的なものに違いない．Poulsen ら（1976）の実験において，う蝕減少に対する媒介物（ミルクまたは水）の影響はみられない．しかし，萌出前と後の投与の両方において，フッ化物水溶液からよりもフッ化物添加ミルクからエナメル質に取り込まれるフッ化物が多い．

　他のラットのう蝕研究（Bánóczy ら，1990；Rotgans, 1992；Stösser ら，1995a と b）の結果から，フッ化物水溶液よりもフッ化物添加ミルク群のう蝕スコアが低いことが同様に見出された．種々のフッ化物レベルのミルクを研究した Stösser ら（1995a と b）は，う蝕減少に対する量—反応作用とエナメル質フッ化物量の上昇におけるわずかな効果を見出した．う蝕予防効果は，ミルク中の異なった脂肪濃度や用いたフッ化物の違いに依存してはいなかった．

　幾分か混乱する結果――以前の所見と相反して――それは，妊娠中と授乳中そして離乳後の子に投与したラットの実験において報告された（Ivanova と Mateeva, 1996a）．フッ化物添加ミルクが3つのすべての段階で存在していると最大の利益が得られるという結論であった．Cutress ら（1996）もまた，発育中の羊の切歯へのフッ化物取り込み研究において，ミルクフッ化物または水フッ化物の投与が，媒介物に応じたエナメル質フッ化物レベルをもたらすことを見出した．これらの結果は，萌出後の歯のエナメル質だけに対するフッ化物添加ミルクの作用に関する他の所見と相反するものである．

　動物実験によるう蝕研究からの情報をまとめると，フッ化物がう蝕形成中に投与されると，水に比べてフッ化物添加ミルク，フッ化物水溶液，ミルクだけを摂取したラットに一貫してう蝕の減少が認められた．ミルクはそれ自身で予防作用を発揮し，水よりも有効な媒介物である．歯の発育中だけに補充された場合の有効性は認められない．実験ではヒトへのフッ化物添加ミルクの補充よりも高濃度レベルのフッ化物を用いた．しかし，水中フッ化物データと一致しており，そこで 1 ppmF の水道水フロリデーションとパーセンテージとして同等な予防効果がみられたのは 10 ppmF のラットであった．

5 包括的要約：ミルクフロリデーションの生物学的妥当性

　ミルク中と水中フッ化物の作用に関するレビューにより，フッ化物添加ミルクの摂取はフッ化物水溶液の摂取と同様に，唾液中フッ化物濃度の上昇をもたらすことが示された．フッ化物添加ミルクを摂取すると歯垢のフッ化物濃度が上昇し，フッ化物水溶液の摂取と同様に，砂糖への曝露によって誘発される歯垢中酸産生が低下するというエビデンスがいくつかある．フッ化物添加ミルクを摂取すると，歯の萌出前後にかかわらず，フッ化物水溶液の摂取と同様にエナメル質のフッ化物濃度が上昇する．フッ化物添加ミルクを摂取すると，フッ化物水溶液の摂取と同様に，エナメル質の脱灰が抑制し再石灰化が増加する．至適濃度（水は 1 mgF／水 1 l でミルクは約 5 mgF／ミルク 1 l）においては，ミルク中フッ化物は水中フッ化物と同等な抗う蝕作用を発揮するようである．エビデンスのいくつかとして——たとえば動物実験におけるう蝕——フッ化物のこれらのう蝕予防作用は，水よりミルクのほうが大きいようである．

　結論として，ミルク中フッ化物はう蝕予防を発揮するものとして知られている重要な作用において，水中フッ化物と同様な作用を発揮する．う蝕予防手段としてのフッ化物添加ミルクの生物学的妥当性は確立されている．

第4章 ミルクへのフッ化物添加
A. E. Villa

1　緒言

　フッ化物添加ミルクは，いくつかの方法で生産が可能である．それには液体（低温殺菌，消毒および超高温（瞬間）殺菌）と粉末，それぞれに異なるフッ化物成分が含まれる．初期の臨床試験や実験室での検査でミルクへ添加されたフッ化物成分はフッ化ナトリウム，フッ化カルシウム，モノフルオロリン酸ナトリウム（MFP）とケイフッ化ナトリウムであった（Stephen ら，1984；Bánóczy ら，1985；Villa ら，1989；Stösser ら，1995a と b）．しかし，現在実行中の国際的なフッ化物添加ミルク計画（ペルー，ブルガリア，中国，ロシア連邦，タイ，およびイギリス）に使用しているフッ化物の圧倒的多数はフッ化ナトリウムである．例外としてはチリの農村地域で進行しているう蝕予防事業であり，参加者に提供する粉末ミルクと乳製品には MFP をフッ化物成分として使用した．

　フッ化物添加ミルクの製造では，最終的な製品が必要なフッ化物濃度になるようミルクに適切な量のフッ化物を添加する工程が含まれる．製品に要求されるフッ化物濃度は，子どもたちに WHO（1994）専門家委員会の推奨の最適量，すなわち子どもの年齢と上水道中のフッ化物濃度によって1日に 0～1.0 mgF となるように決定される．しかし，近年では，1日に摂取したフッ化物総量は，その他のフッ化物源も含めて，フッ化物添加ミルクのフッ化物量を設定する前に考慮される．1日総フッ化物摂取量は通常，目標集団の尿中フッ化物排出量によって評価される（Marthaler, 1999）．この問題は第6章（プログラム監視）で議論する．

　適切なフッ化物濃度を計算するために，子どもが1日に消費するフッ化物添加ミルク量を考えなければならない．地域によってこの消費量は異なる．たとえば，イギリスでは通常子ども一人は1日に学校でミルクを 1/3 パイント（189 ml）摂取するが，中国では幼稚園児童は 250 ml を摂取する．

　この2例を使って，適切なフッ化物量を，たとえば，1日に 0.5 mg のフッ化物をこの2地域に提供するために，ミルク中のフッ化物濃度はそれぞれ 2.65 ppm と 2.0 ppm に設定する必要がある．ブルガリアのプロヴディフ地域では，通常1日の消費量は 200 ml，必要なフッ化物量は 1 mg であり，ミルクのフッ化物濃度は 5 ppm に設定する．必要な製品を得るため，一般的に濃縮されたフッ化ナトリウム水溶液の形で一定の容量比率を使ってミルクに添加される．フッ化ナトリウムを使ったフッ化物添加ミルク

表 4-1 さまざまな国際的な事業で製造されたフッ化物添加ミルクおよび乳製品のフッ化物成分，最終フッ化物濃度および品質保持期間

国	フッ化物添加ミルク事業の対象地域	フッ化物	摂取する最終製品のフッ化物濃度（mg/l）（*）	推定品質保持期間（◆）
ブルガリア	ブルガス，プロブディフ，シュメン，スタラザゴラ，バルナ，ベリコタルノボ	フッ化ナトリウム	2.5～5.0	フッ化物含有ミルクで5日間，フッ化物添加ヨーグルトで10日間
チリ	第5から第12地区	モノフルオロリン酸二ナトリウム	3.13	6カ月（粉末製品）
中国	海淀区，北京	フッ化ナトリウム	2.0	入手不可（♠）
ペルー	トゥルージロー	フッ化ナトリウム	1.0	工場から出荷されてすぐ
ロシア連邦	ヴォロネジ，ヴォルゴグラード，グブキンスキー，ニツネカムスク	フッ化ナトリウム	2.25～2.75	36時間
タイ	バンコク，チュムポン，コーンケーン	フッ化ナトリウム	2.5	低温殺菌されたものは10日間，そしてフッ化物添加超高温（瞬間）殺菌ミルクは6カ月
イギリス	16地区	フッ化ナトリウム	2.65	11日

*最終製品：フッ化物添加ミルク，フッ化物添加ヨーグルト（ブルガリア）およびミルクシリアル（チリ）
♠ 入手不可，◆ 2～6℃で冷蔵

の製造は本章2で論議する．

　モノフルオロリン酸ナトリウム（MFP）は，チリの農村地域の現行のう蝕予防プログラムにフッ化物成分として粉末フッ化物添加ミルクと乳製品の製造に使われる．これらの製品の製造については本章3で論議する．チリの事業でMFPが選択された理由の1つは，フッ化ナトリウムはカルシウムと反応し，障害を起こしやすいため，フッ化物添加ミルクの製造に適切ではないという不安であった．実際にはこの不安はミルクに添加されるフッ化物レベルでは証明されなかった．本章の後でこの点についてさらに詳しく論じる．モノフルオロリン酸もカルシウムと反応して中性複合体CaMFPを生成し，これはフッ化カルシウムより可溶性である（Villaら，1992）．チリの事業でモノフルオロリン酸ナトリウムをミルクへの添加に選択したもう1つの理由は，動物とヒトでの実験での高いフッ化物の生物学的利用能が示されたことである（Villaら，1989）．Villaら（1993）は，この高いフッ化物の生物学的利用能は胃腸からの中性複合体CaMFPが容易に吸収しやすい結果であると主張した．

　最近では，フッ化カルシウムは水溶性が低い，すなわち18℃で1l中に16 mgのフッ化カルシウム（Lide, 1995），という理由で，フッ化物添加ミルクの大量生産に使用され

ていない．

　表4-1には，現在進行中のさまざまな国際的なフッ化物添加ミルク事業における主なフロリデーション（フッ化物添加方法）の特徴を示す．表4-1にみられるように，現在実行中の大部分の国際的なフッ化物添加ミルク事業はフッ化ナトリウムがフッ化物成分として使われている．モノフルオロリン酸ナトリウムは，フッ化物添加粉末ミルクと乳製品を製造するチリの事業でだけに使用されている．

2　フッ化ナトリウムによるフッ化物添加ミルクの製造

1）フッ化物添加低温殺菌ミルク

　フッ化物低温殺菌ミルクの製造は，製品に求められた濃度のフッ化物となるようにミルクに一定の比率のフッ化ナトリウム水溶液を添加することで容易に製造される．1,000 l のミルクに対して1 l のフッ化ナトリウム水溶液を使用するように適切に濃度を選択すると便利である．この方法ではミルクに添加する水分の量が少なく（0.1％），無視できる量である．ミルクに固形フッ化ナトリウムを添加するのも実施可能であるが，この方法はコントロールしにくく従業員に毒性粉じんの危険を起こすので薦められない．この問題は，水溶液を調整するときに固体を実験室のよくコントロールされた条件下で取り扱うことによって大いに軽減できる．フッ化物添加ミルクはさまざまな要求に応じて異なる濃度で製造されるが（表4-1），たとえばある典型的な2.7 ppmフッ化物濃度を考えると，5.97 gのフッ化ナトリウム（エクストラピュア，BP級）を1 l の蒸留水に溶解して適度なフッ化ナトリウム水溶液が作られる．

　フッ化ナトリウム溶液は乳製品工場設備によって，一括的あるいは連続的にミルクに添加される．しかし，現段階のフッ化物添加ミルク事業では一括処理が使われる．フッ化物添加ミルクの製造に一括処理が用いられるとき，適当量のフッ化ナトリウム溶液を集合タンクの中のミルクに入れ，この混合物を撹拌し，均一な製品とする．ミルクへのフッ化物添加は低温殺菌の前後とも可能であるが，前者のほうが好まれる．低温殺菌後にフッ化物を添加するのは，細菌汚染の危険性を最小限にするように慎重に行わなければならない．予防策は，（1）無菌フッ化ナトリウム溶液を用いる．（2）操作者は無菌手袋を着用し，無菌操作でフッ化物溶液を取扱う．（3）アクセスポートおよびその他の設備で汚染の起こりやすい部分を接触する前にアルコールで拭いて浄化する．

　フッ化ナトリウムの添加は低温殺菌の前後にかかわらず，溶液は製造時に滅菌し貯蔵も無菌状態下にすることが薦められる．滅菌は専用の瓶で121℃で15分間オートクレーブする．もしミルクにフッ化物を低温殺菌の前に入れた場合，フッ化物イオンの利用能は熱処理のためにある程度損なわれる．この損失の程度は処理の強度によるが，普通の低温殺菌条件なら（71.7℃，15秒）少ないと考えられる．

2）フッ化物添加超高温（瞬間）殺菌ミルク

　超高温（瞬間）殺菌ミルクは，超高温処理によって可能な限りに微生物をすべて除去（詳しい情報は第1章2で）された長期の保存が可能な液状ミルクである．子どもの口に合う製品を作るため，しばしば香味料や甘味料の添加が必要である．フッ化物添加超高温（瞬間）殺菌ミルクは適切量の濃縮フッ化ナトリウム溶液を超高温（瞬間）殺菌ミルク用ミルクに添加して容易に製造される．この混合物は十分に混ぜてから処理し，箱詰めする．その超高温処理はいくらかフッ化物利用能を損なう．イギリスのBorrow財団の超高温（瞬間）殺菌施設での研究は12％の処理損失を示した（Phillips, 1991）．

3）フッ化物添加滅菌ミルク

　滅菌ミルクは最終容器（たとえばキャップ付き瓶）に入って熱処理して保存するミルクと定義される（詳しい情報は第1章2で）．激しい熱処理はミルクの風味を損ない，変色などの不利を起こし，この商品は人気に乏しい．それにもかかわらず滅菌ミルクは世界の若干地域の児童に配られている（本章4-4））．フッ化物添加滅菌ミルクは，包装と滅菌する前にミルクに適切量のフッ化ナトリウム（濃縮水溶液の形が好ましい）を混ぜて作られる．超高温（瞬間）殺菌フッ化物添加ミルクのように滅菌処理で用いられる熱処理によって少しイオン化フッ化物成分に影響を受ける（12％減少）．

4）フッ化物添加粉ミルク

　均一な製品を作るために，フッ化物添加粉ミルクは液体ミルクをフッ化物添加してから粉末化する．液体ミルクから水分を除去して粉ミルクにするのは段階的に行う．最初に液体ミルクの水分を低圧下で蒸発させ，エバミルクまたはコンデンスミルクを得る．この工程で大部分の水分が除去される．このとき，普通に10〜12％固体成分を含む牛乳は45〜48％固体成分を含む牛乳に濃縮される．この濃縮物はスプレー乾燥して粉ミルクになる．フッ化物添加粉ミルクを作るときにフッ化ナトリウム溶液はスプレー乾燥前のエバミルクに入れる．

　チリのコデグア農村で実施された就学前児のう蝕予防パイロット研究に使われた，モノフルオロリン酸ナトリウム（MFP）フッ化物添加粉ミルクおよび乳製品は，上記と同じ工程でフッ化ナトリウム溶液の代わりに濃縮MFP溶液を使って製造された（Mariñoら, 1999, 2001）．しかし，チリの農村で約20万人の小学校児童にフッ化物添加粉ミルクとミルク－シリアル製品を提供する現在実施中のう蝕予防事業では，MFPフッ化物製品は異なる方法で製造されている．その工程は以下の章で簡単に説明する．

3 モノフルオロリン酸によるフッ化物添加粉ミルクの製造

チリの農村部ニンス地区の約32,000名の小学生を対象として実施された臨床的な成功に基づき（WeitzとVilla, 2004），チリ保健省は水道水フロリデーションが実施困難な，全国の農村地域にフッ化物添加ミルクおよび乳製品の使用を拡大することを決定した．以前にコデグア（Mariñoら, 2001）とニンス地区（WeitzとVilla, 2004）で実施したパイロット研究にフッ化物としてMFPが使われたため，この拡大したフッ化物添加ミルク事業にもMFPの使用を決定した．しかしこの国家事業が2007年初めに約24万名の児童を対象に実施される予定であることを考慮すると，上記の方法（本章4-2））で粉末MFP－フッ化物添加ミルクを製造するのは非現実的であるとされた．なぜならば必要なフッ化物添加製品は4つの食品製造者によって提供されるが，これらの業者は粉ミルクを生産しないかわりに他の乳製品会社から調達するからである．したがってこの拡大した事業に必要なMFPフッ化物添加粉ミルクおよび乳製品の製造にあたり，異なる生産工程を開発しなければならない．

味付けされたビタミン強化粉ミルクとミルク－シリアル製品を提供する現在のチリの事業で，モノフルオロリン酸ナトリウム（MFP）がフッ化物の添加成分として使われるときには，最初に添加用フッ化物と香味料やその他の微量成分と少量の粉ミルクを混ぜる過程を含むいわゆる「プリミックス」段階で，慎重に質量を測定された粉末として添加される．その後により多くの粉ミルクと大規模な混合をした後，このよく混合されたものは最終の混合機械（2つ螺旋状ミキサーがある）に入れて，製品ごとに他の配合成分も入れて混合される．

製造工程条件を最適化した後に，バッチごとのフッ化物製品の均一性は良く，バッチ内にMFP濃度差は目標値に対して，±10%以下になる．これらの製品は低フッ化物濃度のいったん沸騰した水道水で1：10の比率で戻してよく撹拌してから消費されるので，摂取される製品のフッ化物濃度は計画された範囲内となる．既製したフッ化物飲料の品質管理は，本書の第6章で述べているように頻繁に実施される．

4 フッ化物添加ミルクの安定性

1) フッ化ナトリウムを使用のフッ化物添加ミルク

ミルクは50年前からフッ化物摂取の媒体として考えられ，その当時の試験においてう蝕予防効果を示したが（Rusoffら, 1962），この概念に関する主要な進展は最近の30年間にBorrow Dental Milk財団（現在のBorrow財団）による推進で得られた．この財団は1970年代初期に設立以来，疑いの余地なくフッ化物添加ミルクの使用による子どものう蝕予防の有効性を示した臨床試験と地域事業を支援してきた．これらの研究に

ついては第2章で詳述した.
　これらの臨床試験が実施される最中に，一部の科学者（たとえばDuff, 1981）はフッ化物の媒体としてのミルクの安定性に疑問を呈し，イオン化フッ化物がミルク成分と反応して，その結果ミルクの基質を回復できないほど損なうことを主張した．ここであげた化学反応は，カルシウムイオンとの単純結合によるフッ化カルシウム沈殿物の生成からもっと複雑なフッ化物―タンパク結合の可能性に至る．しかし，ミルク成分とフッ化物イオンが反応する可能性がほとんど疑われないものの，以前の研究（Phillips, 1991；Edgarら，1992）では実際に応用されるような2～5 ppmのフッ化物が存在する場合，そのような反応はミルク中のフッ化物利用能に及ぼす影響は小さいことが示された.
　現在の文脈においては，「フッ化物利用能」はこの元素のイオン状態の化学的利用能を指す．このイオン状態は，遊離フッ化物イオンと必要に応じて簡単に遊離フッ化物イオンを放出できる他の化学形態とを含む．モノフルオロリン酸ナトリウムは後者の例として考えられ，共有性の陰イオン（FPO_3）$^{2-}$は強酸性環境にあるいは酵素，たとえば酸性かアルカリホスファターゼの作用で，フッ化物イオンを放出する（Lo Stortoら，1992；PearceとDibdin, 1995；Vogelら，2000）．この後者の件については第3章で述べ，さらに以下に考察する.
　しかし，もしもフッ化物濃度が子どものう蝕予防のために摂取するフッ化物添加ミルクのそれを大いに超えた場合には，フッ化物とミルク成分との反応が見られる．Cutressら（1996）のフッ化物添加ミルクによる羊のエナメル質と，象牙質へのフッ化物の沈着を調査した研究では300と750 ppm Fを含む牛乳が使用された．彼らはこの濃度ではフッ化物の化学的利用能は30％と20％しかないことを示した.
　ミルク成分と高濃度のフッ化物との反応の実質はまだ解明されていないが，カルシウムが関与している可能性は大きい．体表的な牛乳のカルシウム濃度は約1,200 mg/l（Jenness, 1988）であり，そのうちに80 mg/lは遊離カルシウムイオンとして存在する（Holtら，1981）．フッ化カルシウムの溶解度積の計算，すなわち，298°K下3.95×10^{-11} $mol^3 dm^{-9}$（JamesとLord, 1992）であり，この数値は2.5 ppmのフッ化物濃度では超えないが，フッ化物と牛乳中の他のイオン種類との可逆的な反応を考えて，5 ppmのフッ化物濃度でも超えない．しかし，フッ化カルシウムの溶解度積はフッ化物濃度300 ppmぐらいを含む牛乳では確実に超えられる.
　ミルク中の遊離イオンとしてのフッ化物の利用能の問題は，一部その生物的利用能またはミルクと一緒に胃腸で実際に吸収したフッ化物の割合に関連する．約20年前まで，フッ化物の抗う蝕活性は主に歯の萌出前の作用（全身的）と信じられた．したがってミルクまたはミルクと朝食を摂取するときのフッ化物の吸収の減少が，う蝕予防プログラムにおいてフッ化物添加ミルクを使う欠点であると考えられた（Stamm, 1972；

EkstrandとEhrnebo, 1979；Duff, 1981）．しかし，現在認められたフッ化物の抗う蝕効果の機序は主に口腔内での局所作用である．非常に多くの研究から，フッ化物の顕著なう蝕抑制効果は脱灰と再石灰化過程における歯垢—エナメル質界面での液層におけるものであることを示している（MargolisとMoreno, 1990；Ögaard, 1990；Ten Cate, 1990；RöllaとEkstrand, 1996；Ten CateとFeatherstone, 1996）．

上記の考えを考慮すると，ミルクのフッ化物の生物的利用能はフッ化物添加ミルクを摂取するたびに歯垢に取り込まれるフッ化物量ほど重要でない．最近，後者に関する研究は発表されたが（Peterssonら，2002；Ivancakovaら，2003；Engströmら，2004aとb）．

われわれのフッ化物添加ミルクの良い効果の機序に関する知識を向上させるために，この新しい研究領域にさらなる努力が必要である．MFPフッ化物添加ミルクの抗う蝕効果は，臨床的に証明されたが（詳細は第2章），MFPが口腔内で有利な効果を示す機序がほとんど分かっていない．MFP自体がう蝕予防作用を持つ仮説が無視できないが，歯垢中酵素の活性によるMFP加水分解によって，遊離フッ化物イオンが発生することも合理的に推測される．現在これらの問題を解明するためにさまざまな研究が行われている．

う蝕予防事業の現実的な特徴を考える際，さまざまな種類のフッ化物添加ミルク中のフッ化物の安定性は重要であると考えられる．さまざまな種類のフッ化物添加ミルクの品質保持期間内，すなわちフッ化物添加の新鮮の低温殺菌ミルクでは4℃で3日間からフッ化物添加超高温（瞬間）殺菌ミルクと粉ミルクでは室温で6カ月以上で，それぞれの安定性に関する研究が行われた（表4-1）．結果は以下の通りである．

2) フッ化物添加低温殺菌牛乳

Phillips（1991）とEdgarら（1992）が行った研究では，フッ化物添加低温殺菌牛乳（5 ppmF）のフッ化物の利用能は典型的な4℃で3日の品質保持期間にほぼ100%が維持されることが示された．後者の研究では，このフッ化物濃度におけるフッ化物添加ミルクの包装にガラス容器を使用することの妥当性についても実験が行われた．彼らはこのようなフッ化物添加ミルクとガラスの反応はきわめて小さく，実際的には意味がないと結論付けた（本章4-4）参照）．

3) フッ化物添加超高温（瞬間）殺菌ミルク

フッ化物添加低温殺菌牛乳に関する知見とは対照的に，Phillips（1991）は長期保存の超高温（瞬間）殺菌ミルクでは，処理工程と長い保存によってフッ化物利用能が損なわれることを示した．5 ppmFを含有するフッ化物添加ミルクでは製造時に超高温（140℃で4秒間）に曝すと，包装した製品ではフッ化物利用能が一般的に12%減少した．そ

の製品中（4.4 ppmF）の可イオン化フッ化物は5℃～20℃の室温で3カ月保存してもほとんど不変に保たれた．同じ条件下でさらに長く保存すると，製品中の可イオン化フッ化物は継続的に減少し，5カ月では3.75 ppmF，8カ月では3.1 ppmFになった．しかし，ほとんどの超高温（瞬間）殺菌ミルクパックは製造後3カ月以内に消費されるため，その後の貯蔵期間，特に6カ月以上のフッ化物添加超高温（瞬間）殺菌ミルク中のフッ化物利用能の減少は学術的な意味しか持たない．

4）フッ化物添加滅菌ミルク

児童にガラス瓶入りのフッ化物添加滅菌ミルクを提供するロシアのミルクフロリデーション事業での研究の一環として，フッ化物添加滅菌ミルク中のフッ化物の安定性と利用能が調査された．このプロジェクトでは滅菌条件とガラス瓶の使用がミルク中のフッ化物イオン利用能に与える影響が検討された．

結果的に115℃で15分間滅菌下，2.5 ppmFと5.0 ppmFを添加するミルクの可イオン化フッ化物レベルはそれぞれ2.2 ppmF（88％）と4.4 ppmF（88％）になった．両者の場合本来の80％のフッ化物はイオンとしてすぐ利用できたが，残りの8％は分析条件下4時間のTISAB処理（第6章参照）を経て得られたイオンであると推測された．この緩慢な少量のフッ化物の放出は，滅菌中にある程度フッ化物とミルク成分の可逆的な結合が起こることを示唆している．

これらの滅菌条件下でのフッ化物とガラスが反応する可能性は，フッ化物添加ミルクの代わりに同じ濃度のフッ化物水溶液を使って調べられた．処理過程中に水からフッ化物の損失は見られなかったため，フッ化物とガラスは結合しないと結論付けた（Edgarら，1992）．

5）粉ミルクから製造したフッ化物添加ミルク

フッ化物を添加した粉ミルクもPhillips（1991）の研究課題とされた．この製品中のフッ化物利用能は粉ミルク製造者が使った処理条件に依存する．特に液体ミルクを乾燥する前の低温殺菌条件に関連する．低温殺菌条件は通常低熱，中熱，高熱の3つに分類される．熱処理の種類により，特に熱に敏感で65℃以上で変性する乳清をはじめ，製品に差が生じる（Edgarら，1992）．この戻した製品中のフッ化物利用能は低温殺菌の強度に逆比例することが明らかになった（**表4-2**）．

記録された百分率は粉ミルクを戻すときに発生した容積変化を考慮している．

6）フッ化物添加粉ミルク

Phillips（1991）は乾燥前に中熱低温殺菌した製品を使って，戻したフッ化物添加半脱脂粉乳のフッ化物利用能も決定した．50 mgF/kgを含むフッ化物添加粉ミルクを戻

表4-2 5 ppmF 含有フッ化ナトリウム溶液とともに戻した粉ミルク中のフッ化物利用能

液体ミルク乾燥前の低温殺菌条件 濃度		戻したフッ化物添加ミルクの可イオン化フッ化物濃度 (w/v)
低熱	77℃/30秒	4.55 ppm（96％）
中熱	92℃/2分	4.40 ppm（93％）
高熱	125℃/5分	4.20 ppm（88％）

(Phillips, 1991.)

表4-3 粉ミルクの品質保持期間

乳製品	20℃保存での品質保持期間	30℃保存での品質保持期間
脱脂粉乳	2年間	1年間
全脂肪粉ミルク*	9〜12カ月	6カ月

* 原産国，熱分類，抗酸化剤の使用および即席化したかどうかに依存

すと，フッ化物イオン利用能が4.65 ppm（目標値5.00 ppmの93％）ある液体フッ化物添加ミルク（固体含有量は10％）になった．

粉ミルクの品質保持期間は，脂肪含量と貯蔵条件（包装と温度）に関連する．脂肪成分の分解は腐敗を起こし（脂肪酸の酸化が製品の品質劣化を起こす），それにより風味が損われ，影響を及ぼす．しかし，異なる文化を持つ人々は確実に違うレベルの腐敗を受け入れるために，この定義は"灰色"の領域がある．表4-3には，工業国での味によって定義された品質保持期間に関する経験上のガイドのデータを示した．通常10℃の室温上昇によって品質保持期間は半減する．

製品の劣化は光によって加速する酸化過程に関係するので，包装も品質保持期間に影響する．よって，品質保持期間は窒素下包装および遮光材料の使用によって延長できるかもしれない．いくつかの粉ミルク製品において，戻すときの分散性を改善するために添加されるレシチンによって品質保持期間は短縮される．さらにミルクを戻すときに使う水質も液体製品の全体的な質に影響することは無視できない．

7) フッ化物としてモノフルオロリン酸ナトリウムを添加した粉ミルクの安定性

VillaとTorti（1987）は，フッ化物としてモノフルオロリン酸ナトリウムを添加したミルクの安定性を検査した．その結果は製品の良い安定性を示した．ここでは，ビニール袋包装され，段ボール箱に入れられた，26.4 mgF/kg含有した粉ミルクを使って，12カ月間を保存した粉を液体に戻して，さらに4℃で4日間を保存し，その液体状態で測定した．結果はほぼ全部のフッ化物はモノフルオロリン酸の形態で，わずか少量は遊離フッ化物として（約1.2％）存在した．このレベルの遊離フッ化物は食物と薬局方級モノフルオロリン酸ナトリウムに相当するので，保存中の粉および液体ミルクにモノフルオロリン酸の酵素加水分解は検出されていないことが示された．

5 結論

フッ化ナトリウムまたはモノフルオロリン酸ナトリウムを，フッ化物成分としたさまざまな形態（低温殺菌，滅菌，超高温（瞬間）殺菌および粉）のミルクのフッ化物添加工程は，単純な製造技術である．全製品はその品質保持期間内に，相対的に高いフッ化物利用能を維持し，安定であることが示された．

第5章 地域に基づいたプログラムの実施
S. M. Woodward

1 緒言

　1980年代中ごろまでに，臨床研究からの有望な結果を報告した多くの出版物とともに，フッ化物添加ミルクの地域レベルでの利用可能性への関心が増え始めた．しかしそのプログラムの実施を考慮することは未知であった．すなわち経験したことのない技術的な課題，特に先例のない形でフッ化物を公衆衛生手段として提案するための避けられない政治的な障害に直面していた．大きな進展が1988年に訪れた．その年，フッ化物添加ミルクがブルガリアの都市のプロブディフと隣接した町のアセノフグラードで導入された（Pakhomovら，1995）．これはブルガリアと世界の他の地域で，さらなる事業計画を遂行しようとする者にきわめて重要な経験と刺激を与えることとなった．

　1990年代初期に国際ミルクフロリデーションプログラムが形を成し始め，ロシア連邦，中国，チリ，イギリスで事業計画が導入された．その後プログラムはペルーとタイを含み拡大した．ブルガリアと同様にそれぞれの国においてプロジェクトをさらに他の地区や地域へ拡大するため，証拠を確立することや，モデルを提供するための試験的な事業計画が試みられた．これは大部分達成されたが，中国においては北京の海淀区での試験研究が成功したにもかかわらず，今までにミルクフロリデーションは地域レベルで適用されていない．他の例外はペルーであり，そこではトルヒーヨでの事業計画が地域のフッ化物状況の変化により中止された．

　国際プログラムの発展により，ミルクが特に水道水や食塩のフロリデーションの導入が不可能な地域に適したフッ化物の媒体の代用になり得ることが証明された．この章の目的は事業計画の実施で得られた知識を集積すること，そしてそうすることでこの方法によるフッ化物投与を考えている人々の手引きを提供することである．

2 ミルク配達システム

　ミルクフロリデーションの実施を成功させるには相当数の不可欠な「要素」があるが，現存するミルク配達システムは疑うことなく大きな因子である．それは実現の可能性と持続の可能性を決定するときの基本となることが立証されているだけでなく，計画の補助因子を大きく決定する．

1) ミルクの供給

　多くの国でミルクは，教育システムを通じ組織化されて子どもたちに供給されている．したがって，今日まで実施されたミルクフロリデーション計画の大部分が，学校と幼稚園を通じて確立されたのは偶然ではない．これらの計画ではフッ化物は対象に応じて供給を管理している．また，学校の職員によって監督されるという利点があり，そのため，特に社会的にはく奪された地域（貧困地域等）の人々を対象とした介入に関連するいくつかの複雑な問題を回避している．

　またその事業計画は学校の中での口腔保健の問題を強く認識し必要性を受けとめさせることで，健康増進に関する活動を全教科科目の中に統合することとなる．この価値はKwanら（2005）に認められ，彼らは「学校は健康増進のための重要な環境を提供する，なぜなら子どもの数は世界で10億人以上に達し，彼らを通じて学校関係者や家族や地域全体（にまでその影響は波及するからである）」と述べている．

　学校でのミルクには最大の可能性があるが，また国の栄養プログラムもフッ化物の供給媒体となっている．たとえばペルーでは政府が出資する一杯の牛乳プログラムで「母親クラブ」として知られる地域コミュニティーセンターを通じて新鮮なミルクが配給されている．チリでもコデグアという田舎の自治体で国家補完食事プログラム（PNAC）のもとに試験プロジェクトが実施された．このプログラムでは，地域のコミュニティーヘルスセンターの栄養士によって0～6歳までの子どもに粉末の乳製品が提供されている．これら2つの計画の重要な点は，子どもたちによるフッ化物添加ミルクの消費が，教育システムにおいては典型的な場合で年間200日位に制限されるのに対して，毎日，実質的に年間365日，可能にしたことである．

　(1) 現存するミルク供給システム

　ミルクプログラムのタイプに関係なく，現存する供給システムが利用できフッ化物を簡単に源（ミルク）に添加できるところでは，はるかに事業計画が実行可能で継続可能である．これは単に明らかな費用便益をもたらすだけでなく，比較的簡単に適用できる論理的管理システムの確立というさらなる利点もある．ミルクとフッ化物の両方の導入を伴う全く新たな事業計画を実施することは大きな組織の問題を引き起こす．しかし，ブルガリアとロシアではこれが達成され，多くの都市で地方の権威者がフッ化物添加ミルクの供給に対して費用を出すように説得された．全体としてプログラムはよく組み込まれるようになったが，独立した事業計画の進行は地域の経済状態やさらに一般的には国の経済に強く依存する．

　既存のミルク配給システムがない場合には特に形成期での事業計画の実行が不確実になることは疑いの余地がなく，ときには発展の障害になる．それとは対照的に既存のミルクプログラムを通じて導入された事業計画はさらに早く進展する．たとえばチリやタイでは増加率が特に印象的であった．

チリの計画は，1999 年に Junta Nacional de Auxilio Escolar y Becas（JUNAEB）によって運営される国家学校食事援助プログラムのもとに国の 9 番目の地域に導入された．これは農村の学童を目的としたプログラムによって，それ以降さらに 6 地域に導入されるモデルとなった．同様にタイの全国学校ミルクプログラムは事業計画発展の媒体となった．最初に 2000 年に 14,000 人の子どもたちに導入され，これが 400,000 人の子どもへと拡大した．

(2) 制約と実現性

現存するミルク供給システムの利用はかなり利点があり，事業計画の大部分の実施に必要である．しかしそのようなプログラムの実施はその制約の中で実施することを意味する．これは事業計画の範囲を大きく規定し，特に以下に影響する．

- 地理的な境界
- 対象とする年齢群，そしてその結果としてのフッ化物添加ミルクの消費される年数
- フッ化物添加ミルクが消費される 1 年のうちの日数
- 対象となる子どもの数

ミルクプログラムが使われる適用範囲，もっといえばフッ化物による介入がもっとも必要な地域に届くかどうかが考慮されなければならない．しかしそのようなプログラムはしばしば社会的にはく奪された（貧困等の）地域を対象とし，重要なことにはそのような地域での理解が一般的に高い．

同様にミルクを供給される子どもの年齢群は，介入する子どもの年齢とその結果としてフッ化物添加ミルクが消費される期間を決定するために慎重に判断される必要がある．**表5-1** に示したように，これは 3 歳から 6/7 歳までの子どもに限った幼稚園ベースの事業計画から，離乳期から 14 歳までの子どもに届けるペルーの広い地域ベースのプログラムまでさまざまである．同じ国の中でも事業計画によって対象となる年齢群が異なっている．たとえばイギリスではいくつかの地区では，保育所でのみミルクが供給されるが他の地区では 11 歳の小学生まで延長して供給される．タイではチュムポンとコーンケーンという都市では，国のミルクプログラムに従い 6〜10 歳の子どもにフッ化物添加ミルクが供給されるが，バンコクでは大都市行政部の政策により学校での無料のミルクが 4〜12 歳のすべての子どもに供給される年齢がより広い．

その他の重要な因子は，現存するプログラムでのミルクの供給が年間何日であるかである．一般的に学校は年間約 200 日であるので，これが学校でのプログラムの制約である．事業計画のこの状況を評価するとき，たとえば，長期欠席のような可能な曝露に影響するその他の因子を考慮することが重要である．すでに述べたようにチリのコデグアやペルーのトルヒーヨで行われている国の栄養プログラムの利点はミルクが毎日，実質年間 365 日供給されることである．

ミルク生産者の観点から事業計画を実行可能にする子どもの数を考慮することは非常

表 5-1 世界のミルクフロリデーションプログラムの詳細

国	計画期間	場所	年齢(歳)	プログラム	種類	乳製品 梱包	乳製品 容量	フッ化物の投与量	フッ化物組成	ミルクの供給(おおよその日数)
ブルガリア	1988～	プロブディフ	3～5	学校	新鮮な低温殺菌された	プラスチックバッグ	100 ml	0.5 mg	フッ化ナトリウム	200
			6～7	学校	新鮮な低温殺菌された		150 ml	0.75 mg		
		スタラザゴラ	3～5	学校	新鮮な低温殺菌された ヨーグルト		100 ml 200 ml	0.5 mg 0.5 mg		
			6～7	学校	新鮮な低温殺菌された ヨーグルト		150 ml 200 ml	0.75 mg 0.5 mg		
		バルナ、ブルガス、シュメン、ベリコタルノボ	3～7	学校	新鮮な低温殺菌されたものと、ヨーグルト		200 ml	0.5 mg		
チリ	1994～1999	コデグア	0～2 2～3 3～6	国家栄養	風味を添えられた粉乳と、シリアルと粉乳	プラスチックバッグ	200 ml (水を加えて戻された)	0.25 mg 0.5 mg 0.75 mg	モノフルオロリン酸ナトリウム	365
	2000～	6地域	6～14	学校	風味を添えられた粉乳と、シリアルと粉乳	プラスチックバッグ	200 ml (水を加えて戻された)	0.625 mg	モノフルオロリン酸ナトリウム	200
ペルー	1999～2005	トルヒーヨ	0～13	国家栄養	新鮮なミルク	入手不能	200 ml	0.25 mg	フッ化ナトリウム	360
ロシア	1994～	ヴォロネジ、スモレンスク、マイコープ、タタールスタン	3～7	学校	新鮮な低温殺菌された	プラスチックバッグ	200 ml	0.5 mg	フッ化ナトリウム	200
タイ	2000～	バンコク	4～12	学校	新鮮な低温殺菌 (瞬間) されたもの	プラスチックバッグ/紙の大型容器	200 ml	0.5 mg	フッ化ナトリウム	200
		チュムポン	6～10	学校	新鮮な超高温 (瞬間) 殺菌されたもの		200 ml	0.5 mg	フッ化ナトリウム	230
		コーンケーン	6～10	学校	新鮮な超高温 (瞬間) 殺菌されたもの		200 ml	0.5 mg	フッ化ナトリウム	200
イギリス	1993～	1地域 4地域 11地域	3～5 3～7 3～11	学校 学校 学校	新鮮な超高温殺菌された	紙の大型容器	189 ml	0.5 mg	フッ化ナトリウム	200

に重要であることが明らかになっており，ある事業計画は必要なフッ化物添加ミルクの量が少なすぎて進展させることに失敗した．経験から事業計画を実行可能にするには新鮮なミルク製品を用いる場合，一般的に 4,000 から 5,000 人の子どもが必要であることが示唆されている．しかし，これは地域の事情によって異なり，ミルク生産設備に大きく依存する．超高温（瞬間）殺菌ミルクや粉末のミルクのような日持ちする製品の供給に基づいた事業計画は比較的少数に対して導入されてきた．なぜなら何カ月間も必要に応じて大量に生産，貯蔵，供給できるからである．たとえばチリのコデグアの試験的なプロジェクトでは約 1,000 人程度に広げられた．

2）フッ化物添加ミルク製品

粉乳や超高温（瞬間）殺菌ミルク製品も地域レベルでフッ化物添加されているが，今までの事業計画の大部分は新鮮な低温殺菌されたミルクを用いた．これらは表 5-1 に詳述している．

チリはフッ化物添加された粉乳を使用した最初で唯一の国である．その製品の生産は，1990 年代半ばにコデグアにおける試験プロジェクトのために確立された．今日の事業計画では風味を添えた粉乳が用いられている．

超高温（瞬間）殺菌ミルクもフッ化物添加される．この可能性は 1991 年に Phillips によって証明されたが，2005 年に地域ベースの事業計画に導入されるまでは使われなかった．これはタイで，そこでは商業上の理由で，国の学校プログラムでのすべてのミルク供給の 30％は超高温（瞬間）殺菌ミルクであることを求めた規制があった．

他にも表 5-1 に強調しているような興味深い違いがある．まずブルガリアでは，ミルクだけでなくヨーグルトにもフッ化物添加がされている．次にチリでは，その他のすべての事業計画がフッ化ナトリウムであるのと異なり，フッ化物添加にモノフルオロリン酸ナトリウムを用いている（第 4 章参照）．

事業計画で用いられる梱包の種類は，世界的にもっとも安価な選択であるプラスチックバッグが有力である．しかしタイでは，無菌的に梱包する必要があるために超高温（瞬間）殺菌ミルクが紙の大型容器に供給されている．その他の例外はイギリスで，そこでも紙の大型容器に入れられ，それが国中の学校ミルクプログラムの一般的方法として使われている．

子どもに供給されるミルクの量は多くの計画でかなり一致しており，ほとんどの場所で 1 日 200 ml が消費されている．イギリスでの量は，歴史的な理由でやや少なく 189 ml である．これはイギリスのパイントの 3 分の 1 に等しく，パイントは学校ミルクの法律が広い社会プログラムの一部として子どもたちに無料のミルクを提供した 1946 年から用いられた伝統的な尺度である．唯一違いが大きい国はブルガリアであり，場所，子どもの年齢，製品の種類によって 100〜200 ml までさまざまである．

表5-1はフッ化物の1日投与量が一般的に子どもの年齢により調整され，典型的には託児所の子どもでは0.25から0.5 mgであることも示されている．チリでは開始する6歳では比較的高く，子どもたちは1日に0.625 mgのフッ化物を投与される．ブルガリアの2つの場所——プロブディフとスタラザゴラ——ではもっと高い投与量の0.75 mgが6〜7歳の子どもたちに与えられる．チリのコデグアで行われたプロジェクトでは，1日投与量は年齢により異なっていた．

飲み方も計画により異なりストロー使用とコップで飲む方法に分けられる．これが効果に影響することが注目されている．それはフッ化物添加ミルクの摂取方法が，唾液中のフッ化物濃度と停滞時間に影響を与えることが報告された（GintnerとBánóczy，2003）からであり，これは同様に歯垢のフッ化物濃度にも影響を与えうることを示している．

(1) フッ化物添加ミルクの価格

学校や社会的に剥奪された地域（貧困地域等）を対象としたミルクプログラムは，しばしば補助金による支援を受け，多くの場合ミルクは無料で提供される．資金はしばしば地域の権威者や地方自治体の予算によって提供されるが，ときには中央政府から直接提供されることもある．そのようなことがチリでは起こり，政府が出資する機関であるJUNAEBによって経営されているPrograma de Alimentación Escolar（PAE）がフッ化物供給の媒体を提供している．

ミルクへのフッ化物添加の実際の過程は比較的簡単である．その結果フッ化物添加と未添加の生産における費用の差は，一般的にミルク生産者によって負担されるくらいにごくわずかである．しかしブルガリアの事業計画では，フッ化物を添加するとヨーグルトの価格は約20%高くなる．逆にミルクの価格は25%安くなり，それは主に基本的な梱包の仕様によるものである．すなわち開放市場で競争して売られている製品が一般的に必要とする人をひきつける，より高価な紙を梱包に用いる必要がないからである．

フッ化物未添加のミルクと比較して添加ミルクを供給する追加費用はMariñoら（2007）の印刷物に報告され，チリのフッ化物添加プログラムの費用効果分析が示されている．このプログラムは第2章10-1)に記載されている．プログラムの費用は年間子ども一人当たり1,839.75チリペソで1999年の年間子ども一人当たり3.49米ドルに等しい．その費用の80%（2.79米ドル）はプログラム責任者，事務所の設備，フッ化物をミルクに添加する追加費用であった．残りの20%はフッ化物添加ミルクと子どもの尿中のフッ化物濃度の監視と健康当局から要望された追加の歯科検診の費用である．

イギリスにおけるフッ化物未添加ミルクと比較して，添加ミルクを供給する追加費用は2008年に年間子ども一人当たり1.25イギリスポンドと試算された（Woodwardら，2008）．この費用はプログラム担当者，旅行，支持する文献，ミルクへのフッ化物添加の費用を含んでいた．1.25イギリスポンド（2008年）は1.56ユーロや2.43米ドルに相

第5章　地域に基づいたプログラムの実施

当する．このようにチリやイギリスの情報からフッ化物添加ミルクを供給する場合，未添加ミルクと比較しての追加費用は，年間子ども一人当たり約2～3米ドルである．

3 事業計画の立案と管理

事業計画に従事する者は彼らの取り組みを地域の事情にあわせる必要があるが，すべての事業計画は本質的に開発に似た段階に従っている．これには実行可能性の評価，包括的な戦略的作業上の事業計画の組織立て，権威者からの必要な同意/賛成の取得，そして最終的な実施が含まれる．

1) 所有権

最近の事業計画実施における重要な点は，事業計画が地域に所有されていることであり，その管理は現存する資源の再構成を通じて大きく達成されることである．普通，実施には健康当局と地域の権威者/市当局の緊密な連携が必要であり，たとえばミルクの製造者のような他の機関の協力もしばしば必要である．

ブルガリアでは典型的には「利害関係者」の中に市町村，厚生省，地域歯科医師会，学術組織，乳製品製造所の代表者やミルクの配達の責任者が含まれる．これらの団体の契約は各地域で設立された非営利組織を代表とすることで正式なものとされる．これらは「歯の健康」組合として知られ，事業計画の運用はこれらの団体にまかされている．

ロシアとイギリスでは地域/健康の当局がしっかりと責任を負っている．これは，公衆衛生省健康局の歯科保健部門との協働とその援助のもとで事業計画が展開されているものの，タイでも同様である．チリでは地域の責任が同じくらい必要である一方で，プログラム全体の展開は自身の国の学校食事プログラムをフッ化物供給の媒体として用いているJUNAEBが中心となっている．タイとチリの両方での中央集権化された援助は明らかに政治的，技術的な強みをもたらし，これがプログラムの急速な拡大の背後にある重要な要因であることは疑う余地がない．

すべての国で，それぞれのプロジェクト地域の人員が良好な意思疎通を行うことが推奨される．ブルガリアとイギリスではそれぞれの事業計画の代表者やその他の重要な人々が定期的に会って議論し，それぞれの個々の事業計画と結果的にプログラム全体の展開がお互いに支持されるように国のネットワークグループが作られ意思疎通が促進されている．

2) 実行可能性

事業計画の発起者が直面する最初の課題は，ミルクフロリデーションが対象地域で実効可能であることを明らかにすることである．そのような最初の段階でこれを確かめる

のは不可能であり，提案が細かい事業計画に進む過程でいくつかの障害に直面することが必ず起こってくることは疑いの余地はない．しかし，予備的な評価によってよい徴候がもたらされれば，少なくとも事業計画を実行する際の時間と労力を投資する人々に事業計画を軌道に乗せるにあたっての理にかなった見通しを提供することとなる．本章の最初に強調したように，注意深く考慮しなければならない他の事柄があるものの，主要な要因はミルク供給システムの利用可能性である．質問票を含めた実行可能性の予備調査に関する詳細は本章4にみることができる．

3) 制約

最初に考慮すべきことはミルクにフッ化物を添加するという提案に関する可能性への制約であり，必然的にその状況は国によって異なる．今までに絶対的な障壁はないが，進めるために必要な方法がある．たとえばチリではJUNABがミルクへフッ化物を添加する許可を求めなければならず，その結果として厚生省により法令が作られた．これにより国の食事補助プログラムのもとでの粉乳製品へのフッ化物添加は公的な権限が与えられ，1日投与量0.65 mgが供給されている．しかし，これには大規模な監視と評価活動が行われるという条件付きであり，製品の品質管理，水道水のフッ化物濃度の測定，尿からのフッ化物排出の研究，う蝕経験の調査が含まれている．

タイではミルクへのフッ化物添加の認可は食品医薬品局（FDA）長官によってなされた．厚生省とFDAはプログラムに従事する乳製品製造所の基準を設定し，それに従ってそれぞれの生産施設を評価した．認可は一時的であり，必要な基準を条件として12カ月のサイクルで更新される．監視はFDAと厚生省が共同して行う．

ロシア連邦では乳製品研究所の許可が必要である．これには特別の技術的な文書が提供され，乳製品研究所による審査とロシア連邦厚生省の承認がなされることが含まれる．参加する乳製品製造所は認可された技術資料の文書提供が必要である．

(1) ラベルの必要条件

ラベルの必要条件はミルク生産者にとってもっとも重要な関心事である．微妙な違いがあるものの，一般的には必要な条件は非常に似ており製品にフッ化物が添加されていることを明確にすることと，フッ化物濃度を開示する必要性が共通している．フッ化物添加ミルクが未添加ミルクと並んで流通する国々では，生産者には2つがはっきりと区別できるように対比して目立つパッケージを用いることが義務付けられている．

ブルガリアではフッ化物添加ミルクのラベルが2005年食品法で規制されている．ここでは製品に商標名，栄養成分，品質保持期間，保管条件，正味重量，生産者の名前と住所，バッチのシリアル番号，必要であれば使用方法といった情報が含まれるように要求されている．これは厚生省により規制されており他の場所でも同様の要求がなされている．

(2) ヨーロッパ連合の規制

2006年欧州委員会は，食物へビタミン，ミネラル，ある種の他の物質を添加することに関して異なった国のルールを調和させることを目的に規制を採択した．フッ化物は添加する際にある種の混合物，すなわちフッ化カリウムとフッ化ナトリウムに限られるが，認可されたミネラルに含められた．

4) 計画の展開と承認の獲得

実行可能性が立証されたら，次の段階は事業計画を展開するための詳細な計画を構成することと実行に必要な承認/許可を得ることである．計画の過程には関連する利害関係者や重要な組織を含んだ広い協議が必要である．実行可能性の評価のときには事業計画の可能性の良い「イメージ」が形成されているが，実際の実施面が詳細に扱われるため本当の可能性が決定されるのはこの段階だけである．これらの計画が発展するとそれらはプロトコルに移される．そこでは次のことが明確に述べられている．

- 事業計画の論拠
- ねらいと目的
- 作業の計画
- 役割と責任
- 監視と評価の方法
- 必要な資源

包括的なプロトコルの準備はよい計画を保証するだけでなく，実際に利害関係者間が出合う機会にもなっている．また権威者に承認を得るための提出物の基礎となる情報にもなる．

5) 実施過程

事業計画実行の準備の際にはフッ化物添加ミルクの生産と流通の準備，子どもの参加に必要な手続きが適切であることが必要である．地域へのフッ化物添加ミルク導入の決定は大きな事業であり，委員会を導くのは初期段階での重要な役割であり，この段階では彼らの取り決めが特に価値がある．彼らは責任を共有し，効果的な流通を促進するための利害関係者間の必要な意思疎通を保証する．

- ミルク供給業者の役割

適切なミルク供給の利用可能性は企画された事業計画の最初の段階で調査され，実際に実行可能性を決める基本となる．しかし，フッ化物添加ミルクの製造と供給の実際面と，製品の品質管理方法を徹底的に検討するのは詳細な計画立案の段階になってからである．必然的にこれにはミルク供給者，すなわちミルク供給に責任のある者（普通は地方の当局）とこの過程にかかわる他の機関の包括的な協議が含まれる．

ミルク生産者は明らかにきわめて重要な役割を演じ，一般的にそれぞれの事業計画を展開する際の熱心なパートナーになる．しかし，話を持ちかけた最初は，乳製品会社が参加に対してある程度の気が進まない態度を示す場合がある．これは営利的な理由によるものであり，かかわることで得られるものがほとんどないか，あるいは場合によってはフッ化物の影響によって悪い評判が立つこと—たとえばインターネットの情報によって—が懸念されるからである．したがって，乳製品製造所へのアプローチとタイミングには慎重な熟慮が要求される．既存のミルク流通システムを採用するところでは，ふつう学校ミルクの契約に関する責任は地方当局が負う．地方当局はしばしばミルク供給者と確立された関係を持っている．この点に関して彼らの影響はきわめて価値があり，「冷ややかな」アプローチで遭遇するいくつかの障害を避ける．

(1) ミルク供給へのフッ化物の導入

ミルクへのフッ化物添加は比較的簡単な過程であり，ときどき装置にいくつかの小さな修正が必要であるが，ほとんどの乳製品製造所が要求された明細事項を満たした製品を供給する能力の範囲内である．しかし，これを最初にしっかりと確立すること，ミルクへのフッ化物添加が現存するシステムへの最小の干渉により達成されること——事業計画の展開と持続性における重要な因子——は重要である．これはペルーのトルヒーヨを除いてはほぼ達成された．そこでは配達過程の変更結果によりいくつかの困難に直面した．元来ミルクは複数の農場から多くの地域センターへ直接配達され，そこで参加する子どもたちまたはその代表により集められていた．すべての他の事業計画では乳製品の処理の過程を伴うが，トルヒーヨのそれにはこれがないためにミルクにフッ化物を添加する現実の機会がなかった．したがって世話役には1つの収集場所への混合装置の導入が必要であった．結果的にさまざまなセンターに直接配達するのではなく，農場経営者らがミルクを収集地点まで運び，フッ化物添加過程を待って引き続き目的地まで配達することが要求された．

計画の段階で，ミルク生産者がフッ化物添加ミルクの必要な監視を引き受ける適当な資格のある職員を得ることを保証するのは重要である．この点に関する詳細は第6章に記載している．一般的にいって，ミルクの定期的な試験に責任を持つ現地スタッフにとっては品質管理に必要な過程を確立することは比較的簡単である．しかし，乳製品製造所は特殊な電気化学的な機器を入手する必要がある．

いったん乳製品製造所の関与が確保され，フッ化物添加ミルクの供給に関しての準備が確定すると，必要な製品の明細事項の詳細を提供し，生産，貯蔵，取扱過程を明確に配置したプロトコルを準備すると有用である．

さらに考慮すべきことは，流通システムとそれがフッ化物添加ミルクに順応できるかどうかである．これには慎重な評価が必要であり，フッ化物添加ミルクが未添加ミルクと並んで配給されているところでは特に重要である．

●トレーニング

　驚くべきことではないが，プロジェクトチームへの圧力は事業計画の計画と形成の段階でもっとも強く，彼らが難題にうまく対処することを身につけやすくするために不可欠のトレーニングと能力構築の目立った投資となる．これはかなりの責任が「地についた」事業計画を届ける人々にゆだねられ，彼らが一般的に初期の過程において非常に限られたかかわりしか持たないことを考えると非常に重要である．これらのプロジェクトスタッフは事業計画の基本，発展の計画，フッ化物添加の基本原理，その適応を取り巻く重要な事項に関する情報を与えられることを非常に価値あることと思う．

　チリではプログラムの広がりを促すために JUNAEB が一連のワークショップを組織し支持する情報を生み出した．これには自己学習モジュール，促進のためのパンフレット，食品取扱者のためのビデオ，フッ化物添加ミルクに水を加えて戻すための方法を提供するマニュアルが含まれる．

　イギリスの事業計画のもとで提供されるトレーニングの一部として，プロジェクトスタッフは乳製品製造所を訪れるように勧められ，そこでフッ化物添加ミルクの品質管理だけでなく製造，梱包，配達の過程を見学する．これにより彼らは乳製品製造システムを正しく理解し，事業計画がこの点にかかわり，起こってくる問題を処理する能力が身につきやすくなる．

　(2) 乳製品製造の全職員

　もう1つ考慮すべき重要なことは，乳製品製造の全職員に求められるトレーニングである．責任のある人々が必要な技術的情報やサポートにアクセスできるようにすること，製品の製造に適切で強固なシステムを確立することは重要である．一般的にミルク生産者は品質管理を行う資格のあるスタッフを持つことが義務付けられるが，ほとんど例外なく，フッ化物測定機器の使用のためのトレーニングが必要である．事業計画のこの点において学術機関のサポートを求めることはまれなことではなく，チリでは Instituto de Nutricion y Tecnologia de los Alimentos (INTA) が JUNAEB との技術的同意のもとに従事している．

　タイでは，事業計画の急成長によってプログラムに従事する乳製品製造所数の突然の増加が起こった．したがって，厚生省はトレーニングを無条件の優先事項とし，バンコクの Royal Chitralada Project のミルク収集センターで，適切な製造と監視の方法を乳製品製造にかかわる全職員に提供するためのコースを運営した．厚生省に協力して Royal Chitralada Project のスタッフは，コースの運用で得られた経験と彼ら自身がフッ化物添加ミルク製造で培った知識を融合し，乳製品製造のための運用マニュアルを作成した．

●学校の募集と契約

　教育機関を通じての事業計画の展開には学校/幼稚園の先生，経営者，その他のス

タッフの協力が必要である．参加者には事業計画とその実施の理由が情報提供される．彼らにはフッ化物添加ミルク投与システムの展開に必要なサポートも提供される．これは場所によって異なるが典型的には依頼，処理，貯蔵，学校への配達の過程が含まれる．たとえば，ブルガリアでは幼稚園の管理者と校長のために簡単な会議とワークショップが企画される．タイでは情報提供を円滑に行うために学校の先生と事業計画の実施にかかわる職員のための会議が持たれる．

　もうひとつの重要な点は子どもの「募集」である．学校ベースの事業計画では，一般的に地域/教育の権威者が賛成または反対の同意を求めることを決定し，もっとも重要なことは，両親/保護者に関連する情報が提供される．これには適切な「言語」での材料の進歩が含まれ，いくつかの場合には権威者も開かれた会議を招集する．この情報の普及と「募集」の過程は，全体として主な仕事であり最初の段階ではしばしば全職員による支持が必要である．

　●事業計画の普及促進

　地域のキーパーソンや組織との協議はもっとも考慮すべきことである．これは事業計画によってさまざまであるが，地域の歯科医師や地域社会の助言を行いそうなその他の医療専門職も含まれる．ロシアの一例では，小児科医がセミナーを開いている．

　ヘルスプロモーション活動は，特に学校や幼稚園がかかわる場合，いくつかのミルクフロリデーション事業計画の必要不可欠な部分となっている．ゲーム，コンテスト，劇やその他の活動が開発され，全教科課程のコアのなかに組み入れられる．

　国によって社会への取り組みの程度はさまざまであるが，多くの地域で公告は事業計画を強化するために必要であるとみなされている．ブルガリアでは「健康な歯」フェスティバルが開催され，ミルクフロリデーションはその他の地域社会イニシアチブに組み込まれている．普及促進はさまざまなメディアを通じても行われる．たとえば，ロシアでは地域の出版社で記事が出版され，地域のラジオやテレビで発表されている．同様にブルガリアとタイではメディアによりミルクフロリデーションの情報が提供され，プログラムの事業紹介にとって主要な役割を演じている．

　その他のフロリデーションプログラムと同様にときどき事業計画は反対に直面する．これはフッ化物投与をとりまく敏感性ゆえに避けられないが，オーガナイザーはその介入の確かな証拠とリスクが慎重に評価されてきたことを明らかにすることができる．

　●事業計画展開の監視

　プロジェクトの労働者にとって事業計画展開の監視と再検討のシステムを確立することは重要である．特に重要な点はコンプライアンスと理解である．これらの方法にとって，最初から機能していることが重要である．なぜなら実施の最初の段階で問題が生じるリスクがもっとも大きいことが経験的に示されているからである．

　「利害関係者」間の良好な意思疎通を維持することも重要である．舵をとるグループ

や同様の団体が最初に設立されたところでは，これらを機能した状態で維持するのに非常に役に立つ．これにより再検討，プロトコル上の進捗状況の測定，直面する障害に対する早急な反応と意思決定が促進される．

4 学んだ教訓

　ミルクフロリデーションプログラムが展開されると，そのような介入の成功は確立されたミルク流通システムの強さと深さに密接に関連することがより明らかになる．ミルクが供給される範囲はプログラムの要因に大きく影響し，そのようなシステムの安定性は持続の可能性を得るために基本的に重要である．したがって，提案された事業計画を検討するとき，ミルクの供給を最初に慎重に検討することが重要である．

　現存するミルク流通システムを用いることが，プログラム展開にとってもっとも大きな可能性を提供することは明らかである．国家の栄養主導で実施されるが，そのような介入を適用する機会としては学校ベースの事業計画を通じて起こることがもっともふさわしいことは明らかである．

　経験的に示されてきたこととして，地域の主導で導入されたプログラムに比べて主として政府の局や機関によって調整され営まれるプログラムは容易に運用されてきた．これは明らかに政治的に有利であり，ミルクフロリデーションが国の戦略下で進められる場合には実施過程全体が非常に簡単である．タイやチリでそれぞれのプログラムが急速に展開したことで明らかである．

　乳製品製造所の役割も基本的に重要であることがわかっており，彼らの責任はフッ化物添加ミルクの製造を超えたところにもある．それは品質管理，配達，管理にまで及び，時には乳製品製造所がプログラム展開の積極的な部分において役割を演じ，プログラムの中でさらにかかわる場合もある．したがって，乳製品製造所が参加したり従ったりすることはカギとなるほどに重要で，プロジェクトのスタッフがミルク生産者と緊密に関係して仕事ができるところでは非常に大きな利益を得ている．

　プログラムには多機関の協働が必要であり，計画案の発展を促すためにしばしば運営グループが作られる．それぞれの利害関係者の代表との良好な意思疎通，協議，能率的な計画立案が促進される．ブルガリアでは定期的に会って再検討をする国のネットワークグループが作られ，それによってカギとなる機関の積極的な関与が維持されている．

5 事業計画の実行可能性と持続性の確立

　フッ化物添加ミルクの利用を考えている者は，特に下記の点について，提案する事業計画の実行可能性を慎重に考えなければならないであろう．

表5-2 ミルクフロリデーションプログラムの実施可能性を評価するときに答えるべき質問

ミルク流通システム

- Q.1 組織だてて子どもたちにミルクを提供するプログラムがすでにあるか？
- Q.2 次の事項を通じてミルクが定期的に供給されているか？
  - (a) 正式な教育システム（学校，幼稚園など）
  - (b) 正式な教育システム以外（たとえば栄養プログラム）
- Q.3 ミルクを与えられている子どもたちは何歳か？
- Q.4 何人の子どもたちがミルクを与えられているか？
- Q.5 ミルクの提供に責任を持っているのはだれか？
- Q.6 ミルクの費用を出すのはだれか？
- Q.7 長期の将来までミルクの供給への出資が保証されているか？
- Q.8 どの種類のミルクが子どもたちに供給されるか？
- Q.9 どれくらいの頻度（週のうち何日/年間何週間）でミルクが子どもたちに提供されるか？
- Q.10 どんな種類の梱包材料が使われるか？
- Q.11 それぞれの子どもにどれだけの量のミルクが与えられるか？

フッ化物の状態

- Q.12 水道水または食塩のフロリデーションが以下のレベルで行われているか？
  - (a) 地域レベル？
  - (b) 同じ国の中の他の地域で？
- Q.13 将来フロリデーションプログラムが導入される計画があるか？
- Q.14 地域の水道水にはどれほどのレベルのフッ化物があるか（ppmで示す）？
- Q.15 その他の子どもたちにとっての重要なフッ化物摂取源となる食事があるか？
- Q.16 フッ化物の補助食品（錠剤，ビタミン-フッ化物調合剤）の利用があるか？
- Q.17 フッ化物配合歯磨剤の入手は可能か？可能であれば普通に使われているか？
- Q.18 関連する当局（厚生省，地方自治体など）の姿勢はフロリデーションに対して好意的か？

口腔の健康

- Q.19 6歳児の平均dmftは？
- Q.20 12歳児の平均DMFTは？

組織のサポート

- Q.21 ミルクフロリデーション計画の実施にサポートが必要なカギとなる組織/当局/政治団体はどれか？
- Q.22 事業計画の「所有権」を有しその展開を調整し導くのはどの組織/団体か？

- その地域社会の口腔の健康状態とフッ化物の状態
- 適切なミルク供給の利用
- ミルクの支給量
- 組織のサポートと資源

必然的に事業計画は地域のおかれている状況によってさまざまであるが，実行可能性の最初の評価の時に同じ一連の原理を適用することができる．最初の例として，事業計画の可能性についての適用を提供する次の質問を考慮することは有用である（表5-2）．

6 要旨

1980年代の終わりからの地域ベースの事業計画の展開は，ミルクがフッ化物の供給の代理の媒体になりうること，特に水道水や塩へのフロリデーションが不可能な地域に適切であることを証明した．Jonesら（2005）はミルクへのフッ化物添加が消費者の責任や行動変容を求めることなくフッ化物の恩恵を提供する公衆歯科衛生のもう1つの例であると述べた．

ミルクフロリデーションは，1988年にブルガリアで最初の地域ベースの事業計画が導入されて以来広がってきた．2000年までに5カ国でプログラムが実施され114,000人の子どもたちが対象となった．さらに最近では，特にタイとチリでの事業計画の広がりによって，800,000人以上にまで増加した．国際ミルクフロリデーションプログラムの展開経験から，実施の実際面での多くの知識が得られた．これにより，適切なミルク供給が利用可能か否かがカギとなる要因であることは明らかであり，それは実行可能性を大きく決定するだけでなく，事業計画の範囲に根本的な影響を与えるものである．ほとんどの場合，現存するミルク流通システムは必須であり，この利点は疑いの余地はない．しかし，これはそのシステムの制約の中で実行することを意味し，事業計画の潜在的な影響に関してこの意味を慎重に考慮すべきである．

これらの事業計画の重要な点はその実施に責任を持つ者がどれだけそれに専念し，熱意を持っているかである．学校ベースの事業計画は教師によく支持され，彼らの取り組みによりヘルスプロモーションの特性が生じるという利点がある．ミルクフロリデーションは国家政府，地方自治体，乳製品製造所，学校，健康管理専門職の広い協力を必要とする．この多機関による活動の例はWatt（2005）が認識した見解と一致しており，口腔の健康の格差を解決するには関連機関の協力と地域社会が相補的に活動することが必要である．

第6章 ミルクフロリデーションプログラムのフッ化物曝露の6つの評価

E. Villa

1 緒言

　第5章において論じられた技術的，法的ガイドラインが慎重に検討されその結果，フッ化物添加ミルク計画の実施がひとたび決定されると進行中の計画またはプログラムを定期的に評価することが重要となる．これらの評価は次の3つの別々のカテゴリーに分けることができる．

　①臨床評価

　特に，フッ化物添加ミルク計画が，ある国で最初の試みであって実証プログラムを意図したものであれば，フッ化物添加ミルクを飲用している子どもの歯科保健の改善を評価することは非常に興味深い．ベースライン研究はこの課題の出発点を提供し，その一方で異なる年齢群の子どもを代表したサンプル群の定期的な歯の検査が時々刻々の評価を提供する．ただし，これらの詳細は第2章および第7章で記述されているのでここでは議論されない．

　②フッ化物添加ミルクの品質のモニタリング

　子どもが消費するミルクの代表サンプルのフッ化物濃度の評価は，品質管理であるだけでなく重要な安全性の評価でもある．すべてのフッ化物添加ミルク計画において，使用するミルクのフッ化物濃度の変わりやすさをどこまで受け入れられるかという許容限界を確定することが必要である．

　③生物学的モニタリング

　今日では，フッ化物添加ミルクプログラムを開始する前に，任意の地域でその代表としてサンプリングされた子どもについて，飲料水からの自然に摂取されるフッ化物量のみならず多くのフッ化物摂取源（たとえば，幼児が飲み込むフッ化物配合歯磨剤の量）を考慮に入れることが1日のフッ化物全摂取量を推定する際に必要である．このことは子どもの尿中フッ化物排出量を調査し，計測もしくは推定された尿中1日排出量をすでに公表（Marthaler，1999，表5）されている暫定的な基準値と比較することによって達成される．ひとたびフッ化物添加ミルク計画が始まれば，前述の生物学的モニタリングは，歯のフッ素症の危険性を最小にする観点からプログラムが安全に進展していることを確実にするために定期的に実行されなければならない．

　この章では上記の2項と3項が検討される．加えて，フッ化物添加ミルク中および尿中のフッ化物濃度の測定に関する簡潔なガイドラインが提供される．

2 フッ化物添加ミルクの品質のモニタリング

　フッ化物添加ミルクのフッ化物濃度は，一般にフッ化物添加ミルク計画もしくは地域実証研究の立案者の技術顧問活動を担当している地方保健衛生当局によって決定される．以前の類似した多数の調査等からいくつかの要因，たとえばプログラムに参加している子どもの年齢範囲，24時間のフッ化物添加ミルク摂取の頻度，ベースラインのフッ化物の尿排出量研究から得られた結果，および類似の先行研究の経験等を考慮して決定される．ほとんどの先行研究および現行のフッ化物添加ミルク研究において，ミルク中のフッ化物の濃度は2.0〜5.0 mgF/l の範囲である．

　いったん「至適」フッ化物濃度が決められたら，酪農工場においてもっとも重要な品質管理の手順は異なる生産単位からのサンプルのフッ化物濃度の監視である．目標となるフッ化物濃度の値と比較して5〜10%の範囲の変動は許容できると通常考えられている．「範囲外濃度」である生産単位に対してはその流通配布の前に，フッ化物が入っていないミルクで希釈するかまたは濃縮したフッ化ナトリウム溶液を加えるかの，いずれかの方法で是正をしなければならない．酪農施設のミルク中フッ化物濃度があらかじめ決められている値の範囲内であれば，生産後通常24〜48時間以内に消費されるので，フッ化物濃度に関する他のチェックは不要に思われる．しかし，フッ化物添加超高温（瞬間）殺菌ミルクの場合，生産から消費までの期間が比較的長期間（1〜2カ月）に予定されている場合は（無作為抽出されたサンプルを用いて）フッ化物濃度を再チェックすることが望ましい．このように，必要な品質チェック数は製品の種類とその貯蔵寿命（第4章4-4）ですでに議論された問題）に依存する．

　粉末MFPを添加したミルクが使われたチリのフッ化物添加ミルクプログラムでは，品質管理過程は2段階で行われている．1番目は，1 kgのビニール袋内および各袋間のフッ化物濃度の均質性の定期的な検査であり，2番目は粉末状の製品にあらかじめ沸騰処理した水道水を加えて作られたフッ化物添加液体ミルクからの頻回のサンプリングである．このように，いつでも飲める状態の製品のフッ化物濃度は厳密にモニタリングされる．繰り返しになるが目標値のあたりの10%の変動は受け入れられる．

3 生物学的モニタリング

　フッ化物はあらゆる食品成分の自然の構成要素であり，世界中の飲料水にさまざまな量で存在している．このように，フッ化物の摂取様式と量は人々の間で広く変化する．最適フッ化物摂取量は歯のフッ素症の発現と流行を最小限に抑えて，う蝕の効果的予防を提供する．すべてのフッ化物供給源からの摂取されたフッ化物は，故意に，または意図せずに摂取されるかどうかに関係なく主として尿中に排出されるので，尿中フッ化物

濃度の研究はフッ化物の摂取量を評価するために最適である（Marthaler, 1999, 1.3 節）．とりわけ，これまでの研究は国家あるいは準国家という環境下でのう蝕予防のために地域ベースのフッ化物プログラムに関しての意志決定の基礎もまた提供する．

　フッ化物の代謝に関するこれまでの研究（Whitford, 1990, 1996）から，今日，次のことが確立されている．

- ●胃からの吸収は即座に始まり，胃液の pH に反比例する．
- ●健康な若年および中年成人の血漿中フッ化物濃度を上昇させ，1 l あたりのマイクロモルとして表現されるが（μmol/l），数値としてはおおよそ 1 l あたりのミリグラム（mg/l，ppm）で表される過去数年間習慣的に摂取した飲料水中のフッ化物濃度に等しい．
- ●1日のフッ化物の摂取量のおよそ 10〜20% は吸収されない．摂取されたフッ化物のおよそ 50〜70% は若者および中年では摂取後 24 時間の間に尿を経由して排出される．そして，残りのほぼすべては石灰化した組織とかかわっている（Whitford, 1996；Villa ら，2004）．6〜7 歳より小さい子どもの場合，歯のフッ素症を発症するリスクに晒されている人口区分を構成しており，1 日のフッ化物の摂取量のうち尿中に排出される割合は，「部分的尿中フッ化物排出（FUFE）」と呼ばれており，大人の排出率より低く見える（Villa ら，1999, 2000；Ketley と Lennon，2000, 2001；Haftenberger ら，2001；Franco ら 2005）．

　これらの関係に基づいて，住民の最近のフッ化物への総摂取量をモニタリングするためのもっとも信頼できる手法は，血漿または尿でフッ化物レベルを決定する方法である．後者（尿による方法）は非侵襲性の手段である．地域を対象としたサーベイランス研究において，尿中フッ化物排出量の評価は比較的簡単で，かつ幼児の毎日のフッ化物への曝露を推定するための信頼できる手段として一般的に認められている．

1） 尿採取の継続と質

　可能ならいつでも 24 時間尿サンプルは得られなければならない．なぜなら 24 時間サンプルは食習慣，食事の時間帯および最大限のフッ化物の摂取量の時間帯から独立しており影響を受けない．この種のサンプル収集において，24 時間にわたって排出されるフッ化物の総量は効率よく計測され，信頼性の高い 24 時間のフッ化物摂取量の推定値を提供する．

　しかしながら，特定の状況では 24 時間全過程の尿を採取することは可能ではないかもしれない．そして，そのようにサンプルが不完全であるならば，得られる情報は信頼性が低いであろう．対象となる住民のライフスタイルもしくは組織力や協力度のレベルから，むしろ 24 時間の推定値を得る代替的方法の選択が無難だという示唆がなされるかもしれない．こうした場合，非常に役に立つ報告（Marthaler, 1999, 第 3 節）があ

表6-1 フッ化物曝露調査における尿サンプルを破棄する基準

	下限	標準値	上限
尿量平均			
年齢<6歳（ml/24時間）	140	500	1200
年齢≧6歳（ml/24時間）	200	1200	3000
年齢<6歳（ml/1時間）	5	20	160
年齢≧6歳（ml/1時間）	9	50	300
尿中クレアチニン濃度			
全年齢（mg/ml）	0.1	1	1.5

(Marthaler, 1999, 表4)

る．そこには「時間制限された」非常に短い時間の尿採取法で，いかにして24時間のフッ化物尿排出を推定するかの方法の詳細な事例が議論され提供されている．また，本件に興味を持った読者は先行研究（Baezら，2000）で15時間の尿採取法の典型的事例を参考にできる．

検査者はしばしば尿量が非現実的なほど多いか，あるいは少ない個々の尿サンプルの問題に直面する．表6-1の値は（Marthaler, 1999, 表4）報告から抽出したもので，正確性が疑わしいほど少量（もしくは大量）のサンプルを破棄する基準が示されている．

2）尿中フッ化物排出結果

疫学的視点からみて食品，飲料，歯磨剤飲込量，等々から直接フッ化物量を計測しフッ化物摂取の1日量として記録するのは実行が非常に難しい．そのため，24時間の間にわたって尿中に排出されるフッ化物量の計測または推定が，毎日のフッ化物曝露総量のもっとも信頼できるマーカーであることが受け入れられている．

しかしながら，惹起される問題点はどのように1日の総フッ化物摂取量（TDFI）（mg F/日）を推定するか，および，この値と1日のフッ化物投与量いわゆる「最適フッ化物投与量範囲」（Burt, 1992）と直接比較できるかということである．後者（1日投与量）の計算は1日量が体重（mgF/kg/day）ごとにTDFIが分けられているので，あらかじめ被験者の体重が測定されている場合に適用できる．「尿中フッ化物排出量からいかにしてTDFIを推定するか」は，尿中に排出されるフッ化物が摂取されたフッ化物のある割合ならば答えることができるであろう．すなわち，調査によって年齢群のFUFEが示されているのでFUFEによって24時間に排出されるフッ化物の総量の単純な割算でTDFIの評価が与えられる．

近年，幼児のFUFE値の決定について述べている複数の調査が発表された（Villaら，1999, 2000；KetleyとLennon, 2000, 2001；Haftenbergerら2001；Francoら，

表 6-2　尿中フッ化物排出量（μg）の暫定標準値

フッ化物排出量（μg）	1 日当り 24 時間採取 下限	1 日当り 24 時間採取 上限	1 時間当り 24 時間採取 下限	1 時間当り 24 時間採取 上限
3〜5 歳				
低フッ化物摂取	170	290	7	12
最適フッ化物摂取	360	480	15	20
6〜7 歳				
低フッ化物摂取	190	310	8	13
最適フッ化物摂取	480	600	20	25
10〜14 歳				
低フッ化物摂取	220	340	9	14
最適フッ化物摂取	600	820	25	34

（Marthaler, 1999, 表 5）

2005). Brunetti と Newbrun（1983）の以前の要約およびイランの子どもを対象として行われたごく最近の研究（Zohouri と Rugg-Gunn, 2000）を除くと，先ほど引用された研究では平均 FUFE 値を 30〜50％の範囲としている．これらの研究間の FUFE 値の違いに関する理由の議論は，Franco ら（2005）による最近の研究で取り上げられている．

　0.4（40％）の平均 FUFE 値は，幼児の 1 日のフッ化物量のおよその評価として使うことができるということを示唆しているのかもしれない．この提起された（40％という）FUFE 値がやや低いかもしれないということを考慮すると，その値はより高い 1 日のフッ化物の摂取量の推定値を導き出すので，1 日フッ化物投与量は「控え目」な推定になるであろう．しかしながら，現時点では平均 FUFE 値は就学前児には適用できないことが一般的に受け入れられている．より正確な FUFE 値を導くさらなる研究が行われるまで，代替法として尿中フッ化物排出データから 1 日のフッ化物曝露量を測る提案をすることは適切と思われる．

　現在，1 日のフッ化物曝露量を評価するもっとも適切な方法は 24 時間尿中のフッ化物の量を直接計測（24 時間尿採取）するか，「時間制限」された 8 時間または 16 時間の採取（Marthaler, 1999, 第 3 節）から推定するかであり，かつ「低」，「最適」，および「高」フッ化物地域（原則として飲料水からの摂取）の異なる年齢群の経験に基づいて比較する方法である．前述の報告（Marthaler, 1999, 表 5）からの**表 6-2** は，異なる年齢群におけるフッ化物投与量の低値もしくは最適値別の 1 日および 1 時間ごとの尿中排出フッ化物量（μg）の上限値と下限値を提示している．

　尿中フッ化物排出の研究がフッ化物添加ミルク計画の導入前のベースラインデータに採用され，尿中フッ素排出量レベルが「低フッ化物摂取量（表 6-2；の第 1 列）」で，う蝕有病者率が高く，歯のフッ素症の低い流行が同時に観察されていれば，フッ化物添加ミルク計画を計画的に進めることが適切である．また，フッ化物添加ミルク計画が始

まってから6カ月および24カ月後に尿中フッ化物排出量の追跡調査をすることが推奨される．

4　フッ化物添加ミルクと尿中フッ化物の確定

1) フッ化物添加ミルク分析手順

　通常2～5 mgF/l（フッ化ナトリウムとして添加）を含有させて作られたフッ化物添加ミルクのイオン化したフッ化物は，フッ化物イオン選択電極と基準電極を結合して1個のイオンメーターとした電極を用いた電気化学的手段で簡便に測定できる．現在のイオンメーターは直接的に濃度の読み出しが可能である．そして，電極（フッ化物電極と基準電極）は検出電極と基準電極を1つにまとめて一体化した複合電極で，たとえるならば2つで1つの半細胞である．少量の試料を計るとき最近のタイプの電極は役に立つ．この器材を供給する多数の会社がある．国際的に評判のいいメーカーは，アメリカのOrion社（Orion Research）である．Orion社は多くの他のメーカーのように，メーターの使用法についての包括的な研修と完全な科学的な背景データを提供する．それゆえユーザーは電極の使用技術の十分な知識を得ることができる．

　（上記引用の濃度範囲で）作られたフッ化物添加ミルクのフッ化物濃度の確定は，適切な緩衝液と条件下で直接法によって行われるであろう．この関係でTISAB II（全イオン強度調整剤：Strength Adjustment Buffer）をサンプルと標準の両方に1：1の体積比で加える方法が推薦される．TISAB IIは媒体のイオン強度とpHを基準化し妨害イオンを処理する．実際の試料のキャリブレーションマトリックスと，本質的に同一のマトリックスを用いたキャリブレーション（校正）プロセスを実行することが推奨される．すなわち，キャリブレーション標準試料は濃縮したフッ化ナトリウム溶液の適量を分析対象と同一タイプのフッ化物未添加ミルクに加え，次いでTISAB IIを体積比1：1で加えなければならない．TISAB IIの代わりに濃縮したイオン強度調整緩衝液（TISAB III）をサンプルまたは標準液に使うこともできる．サンプルまたは標準液へのTISAB IIIを加える容量比率は，TISAB IIを使用する場合の1：1の代わりに1：10である．フッ化物測定の濃度範囲として，キャリブレーション手順の信頼性を確実にするためのフッ化物標準液は1 mgF/l，5 mgF/lと10 mgF/lであろう．

　フッ化物分析は，フッ化物添加ミルク製品の質の保証のため行われる．次の手順は，直接濃度読み出しができる計測器を用いて2～5 mgF/lの間でフッ化物を含んでいる典型的フッ化物添加ミルクのために用いられる：

(1) 取扱説明書に基づいてメーターと電極を組み立てる．
(2) 計測予定範囲をカバーするため3つの標準液でメーターを調整する：
　①1 mgF/lは，フッ化物未添加ミルクとTISAB IIの混合の体積比1：1

②5 mgF/*l*は，フッ化物未添加ミルクとTISAB IIの混合の体積比1：1
③10 mgF/*l*は，フッ化物未添加ミルクとTISAB IIの混合の体積比1：1
(3) サンプル（フッ化物添加ミルクとTISAB IIを等量とする）のフッ化物濃度計測
(4) すべての溶液（標準液とサンプル）が一定の温度，たとえば20±1℃とする

すでに述べたように，上記の手順は標準液またはサンプルとTISAB IIIの混合物を使って実行することもできる．

遊離したフッ化物イオンとは異なり，モノフルオロリン酸イオン（FPO3)$^{-2}$は，直接単純なイオン選択電極テクニックで測定できない．これを計量するためにはイオンを容易に分析可能な種類に変換する必要がある．これは強酸性媒体でモノフルオロリン酸イオンを加水分解することによって簡単に達成できる．

フッ化物としてモノフルオロリン酸ナトリウム（MFP）を使った粉乳で（価値ある）全体のフッ化物濃度を計測するために，以前に発表された方法（Villa, 1988）を微修正された次のバージョンが提案されている：

(1) 1.00グラムの粉乳を10 m*l*の純水（脱イオン化した水）に溶解したMFPフッ化物添加ミルク液を作る

(2) ネジ蓋付きプラスチック小びんに溶解した（粉末）フッ化物添加ミルクの1 m*l*と10 m*l*の1 Mの過塩素酸（HClO$_4$）を混ぜ合わせて入れ，軽く撹拌して常温（ambient temperature）で一晩加水分解する

(3) デジタルイオン計測器に接続している複合型フッ化物選択電極タイプ（96-09, Orion社製）でフッ化物濃度を計測．この測定はa) 既知の追加テクニックまたはb) 直接キャリブレーション法，のいずれでも行うことができる：

a) 既知の追加テクニックの詳細は，Villa（1988）が発表している．

b) キャリブレーション曲線は，10 m*l*の1 M（モル）のHClO$_4$を加えて分析されるのと同じタイプのフッ化物未添加ミルク1 m*l*から構成されるキャリブレーションマトリックスに適量のフッ化ナトリウム濃縮標準液を加えた標準液で作られる．通常フッ化物総量として1 mgF/*l*と10 mgF/*l*のフッ化物を含んでいる2つの標準液がキャリブレーション曲線を作るのに用いられる．

2) 尿中フッ化物の測定

フッ化ナトリウムでフッ化物添加されたミルクで述べられたように，尿中（および飲料水中）のフッ化物の定量は2つのわずかな修正だけの同じ手順で行われる．まず第1にキャリブレーション曲線は，水性標準液を使って用意することができる．すなわち，等量のイオン除去水（純水）とTISAB II（または1：10 v/v比率のTISAB III）で作られる適量の濃縮したフッ化ナトリウム標準液を単純なキャリブレーションマトリックスへの追加によって作られる．第2に，通常幼児の24時間尿サンプルのフッ化物濃度

の範囲が 0.3 と 1.5 mgF/l の間にあるということを考慮すべきである．3つの標準液の濃度範囲は 0.2 と 2 mgF/l で的確に固定できるかもしれない．

5 結論

　モニタリングは，どんなフッ化物添加ミルクプログラムでも安全性とコンプライアンスの評価に関連して義務的のものであると考えなければならない．品質保証は，製品から摂取されるフッ化物濃度が目標値に関して，以前に確立している変動範囲に収まるということを確実に保証することを目途として，フッ化物添加ミルクメーカーの施設において開発されなければならない．毎日の尿中フッ化物排出は，地域における予防プログラムの枠の中で最近のフッ化物曝露についての信頼できるマーカーであると考えられる．尿サンプルを集める方法に関する詳細が，フッ化物添加ミルクプログラムの計画とモニタリングのために議論されてきている．そして，これらの結果を評価するための基準が提供されてきている．またフッ化物添加ミルクと尿中フッ化物濃度の評価の分析的な面が詳述されてきている．

第7章 計画の評価
P.E. Petersen, Rugg-Gunn

1 評価は何のためにするのか？

　われわれは常に進歩するために評価をし，そして，失敗と成功の両方から学んできた．これは，計画を立てなくても，しばしば自然に起こることもある．しかし，行動を起こしたいと思える新しいアイディアが浮かんだときには評価するための計画が必要である．特に，その過程が費用や時間がかかる場合などは有効である．評価を無計画に行うと，それが効果的なのか，どの程度の効果があるかなどをみつけだす機会を逸してしまうかもしれない．国家的に実施されるほとんどの公衆衛生プログラムでは，何らかの形で評価する必要がある．ある国でそのプログラムが効果的であっても，それが他の国では十分であるとは言えないことが多々あるからである．また，そのプログラムが疾病を削減するという結論に達するまでには多くの評価をしなければならないことがあるからである（PetersenとKwan, 2004）．また，各国間の異なった環境やどの程度疾病が予防できるかなど，効果の程度を知る必要もある．そして，重要なことは，その国のプログラムの成功あるいは不成功に影響を与える要因が何かを知ることである．このような環境下でのプログラムは"実証モデル"と呼ばれ，それは評価されるべきものである．

　上記で示す評価には3つの概念がある．1番目は"効果"つまり，介入することで疾病が予防できるかどうか．2番目は"有効性"つまり，そのプログラムがどの程度有効であるか．そして，3番目は"過程"つまり，実施計画がどのように展開してどのように行われるかである．ここでの効果は有効性とは別の意味を持たせており，それは，介入あるいはプログラムによって可能な限りその最大限の有効性を見せることができる理想的な状況のもとに設定されるものとしている．そして3番目の，過程は，それがどのように展開し，あるいはどのように行われたかを示すことである．効果を評価するうえで一番良い例は，新薬の研究があげられる．薬の効果については，一般的に無作為化比較試験（RCTs）が確立している．RCTは薬がその効用が確実にもっとも有効に，また，偏りがもっとも少なくなるように計画されている．効果試験による効果は，被験者をもっとも恩恵を受けられる者（例：う蝕がもっとも起こりやすい人々）に制限することで得られることが多々あるし，また，年齢層を制限することによって，変動を減らすこともできる．いくつかの種類の偏りは起こりうる．もしそれが調整されなければ，その効果が検定の中で薬によるものかプログラムによるものかを明示することはできな

い．偏りの種類については本章3で詳述する．

　したがって，効果はどちらかというと特殊な状況のもとで評価されるので"一般的社会"から異なったものになることがある．その薬やプログラムが一般的社会でどの程度効果が得られるか，"実用的研究"や"フィールド研究"で評価される．ここでは，プログラムは通常の状況下で調査され，その有効性は確立されている（Petersen と Kwan 2004）．これら無作為化比較試験とフィールド研究は相反するものではなく，両者とも有効であり，異なった特性を試験するものである．しかし，この2つの研究は有効性において異なった概念がある．RCT は"内的妥当性"は良いが，"外的妥当性"はしばしば弱いことがある．フィールド研究はどちらかというと"内的妥当性"が弱いが，"外的妥当性"が良い（Black, 1996）．偏りを厳密に調整することによって高い内的妥当性は得ることができ，試験中の薬以外の要素が効果の要因になるということを減らすことができる．高い外的妥当性によるということは，研究成果がただちに地域に適合することを意味している．

　当然高い内的妥当性と外的妥当性両方を得ることが一番良いことである．RCT を計画するときに，高い内的妥当性を得るように注意を払うことは重要であるが，それには貧弱な外的妥当性を伴うという犠牲が伴うこともある．RCT からの結果は広い地域にただちに関連させることはできない．同様に，地域またはフィールド研究において，高い外的妥当性を求めることによって，結果は計画者が直接使用できるものとなる．しかし，外的妥当性を犠牲にすることなく良好な内的妥当性を得るためには，十分な注意を払わなければならない．その薬が効くという確信を持つことは大切なことであるが，それが，その地域にとって，どの程度良い効果を得るかを知ることのほうがより重要である（Black, 1996；Green と Tones, 1999；Rychetnik ら，2002；Petticrew と Roberts, 2003）．このことはミルクフロリデーションにあてはまる．もっとも重要なことはフィールド研究で，その有効性を確立することである．

2　何を評価するのか

　フッ化物をミルクに添加する主な目的はう蝕予防である．そのため，最初の目標は，"臨床効果"を測定することである（**表7-1**）．このことは，標準的な方法になってきているう蝕から予防できた歯数を記録する．公衆衛生にかかわる者にとって，予防計画を立案する際の決定基準となる要因はいくつかあるが，コスト要因はもっとも重要な要因の1つである．そのため，その計画の"費用効果"や"費用便益"の評価は必然的なことである（表7-1）．

　フッ化物はう蝕予防に広く応用されているが，過剰に摂取すると，悪影響を及ぼすことも知られている．急性フッ化物中毒の発症はかなりまれで，一般的には，慢性フッ化

表7-1 ミルクフロリデーションプログラムの評価されるべき内容

臨床的有効性
費用効果（経済的な評価）
安全性
プロセス（運営）

物中毒の方がより懸念されている．歯のフッ素症は子どものときにみられる慢性フッ素症の最初の兆候である．フッ化物を用いた公衆衛生プログラムは，どのような方法であろうと，その目標は，う蝕予防を最大限に発揮し，フッ素症の発症をすべて抑えられなくとも最小限にすることである．ミルクフロリデーションプログラムを計画（第5章）する際には，これらを注意深く考慮し，ミルクに添加するフッ化物量は子どもの年齢やフッ化物曝露の背景と照らし合わせて，適量を添加するようにしている．いずれにしても，急性あるいは慢性のフッ化物中毒を避けることができるように，フッ化物添加ミルクの安全面の評価は重要である（表7-1）．

最後に，重要なことであるが，"過程"についても評価する必要がある（表7-1）．公衆衛生プログラムを成功に導くためには，異なる時間で，異なる状況の中での人々の行動が必要とされている．その中には，良好に進行していくこともあれば，そうでないものもある．そこで，それぞれの段階で，計画の進捗状況を段階毎に批判的に観察していかなければならない．そして，費用やリスクを最小限に保ちながら，その計画を最大限に良くしていけるように観察していく必要がある．プログラムは一般的には長期間継続して進めるように計画されているので，トレーニング期間とプログラムの進展に余裕を持たせることが重要である．

状況によっては，ミルクフロリデーションプログラム以外の状況が評価されることもあり得る．たとえば，子どもがフッ化物添加ミルクを飲用する日数を増やしたい場合，または，子どもが一年間に飲用するフッ化物添加ミルクの日数を増加したとすると，その成果が出る日数を評価する必要がある．その他には，家庭内で供給されるフッ化物添加ミルクである．これらの開始についても評価する必要があるかもしれない．

この章の内容は必然的にかなり包括的なものである．ミルクフロリデーションプログラムを計画する人々はこれから記述や考察にひるんではならない．多くの項目はこれらの研究にあてはまらない．小規模の研究をよく行ったほうがよく，これらの内容は計画書の開発を援助するためのものである．

3 臨床的有効性

第3章で示した（a）生物学的妥当性の根拠と第2章の（b）臨床的有効性によれば，

疑いの余地なく，フッ化物添加ミルクの供給は子どものう蝕予防に効果的である．よって，その研究の有効性を示すために，多くの理由付けは必要ない．ミルクフロリデーションプログラムが行われている環境下での有効性を測定することのほうがより重要である．しかし，最近では，"根拠に基づいた"決定のために，臨床歯科と公衆衛生の両方から多くの注意点が寄せられている．第2章14-3)の項と表2-24の中に，もっとも良い根拠の方法として，システマティックレビューが，続いて無作為化比較試験が示されている．また，フッ化物添加ミルクに関するシステマティックレビューが出版されていることも示した（Yeungら，2005）．これは，"う蝕予防のために，コミュニティーベースでフッ化物を供給するフッ化物添加ミルクの有効性を決定付ける"ための正式なレビューであった．質の高い研究が多く行われてきた中で，2つの研究が容認できる質として判断された（Stephenら，1984；Maslakra，2004）．しかしながら，質の判断基準が内的妥当性に大きく関連し，RCTのみを含む物が優遇され，地域に関連する外的妥当性にはきわめて少ない配慮であった．Yeungと共同研究者が直面した問題の1つは，RCTsの評価は現在では良く定義されているが（CONSORTガイドライン参照；Moherら，2001），フィールドや地域での実施を評価する方法や指針の開発があまり進んでいない．最近になって，TRENDガイドライン（Des Jarlaisら，2004；Treasure 2004）によってこれを訂正しようとする試みがなされてきた．上記の考察からいえる重要な指摘は，ミルクフロリデーションプログラムの有効性を評価する研究デザインや計画を実施するうえで，外的妥当性を犠牲にすることなく内的妥当性に十分な注意を払うということである．内的妥当性に関するもっとも重要な3つの要素は無作為化，交絡因子の調整，そして，盲検評価である．

　すでに進行中のミルクフロリデーションプログラムの評価では，被験者を無作為に実施群と対照群に分けることはできない．無作為に配置するには計画の実際的進行を計画する際に考慮すべきである．無作為に配置するには被験者を個々にではなく学級単位で，群分けする方が容易である．これは"クラスター"デザインと呼ばれ，"研究での被験者の数"を見積もるときや，解析するときに考慮しなければならない（Donnerと Klar，2004；Kimら，2006）．そして，被験者やクラスターの群分けは必ず無作為に行わなければならない．無作為による配置は，社会的階級，その他のフッ化物や食習慣のようなう蝕の発症に影響を及ぼす交絡因子の影響を減少させる有効な手段である．無作為に配分することは，実施群と対照群がいくつかの要因に対して平等であり，よって，評価への影響は少ない．

　上記のように，進行中のミルクフロリデーションプログラムを評価するときには，実施群と対照群に配置することはできない．このような場合には，2つのことが重要となる．1番目は，対照となる集団は注意深く選定されなければならない．そして2番目は，既知の交絡因子の情報を集め，データ解析の際にはそれらに注意を払うことであ

る．対照となる地域を選定するときにはフッ化物添加ミルクを使用する実施群の地域にできるだけ似ている地域を選ぶべきである．ここで大切なことは，評価している間は，対照の集団は対照群の状態でいることである．対照集団の中で予防手段を取り入れたいという強い希望が起こり，対照集団のまま存続しないということはよくあるからである．このことは評価の判断をかなり危険な状態にさらすことになる．このような状況が起こり得る場合には，2つ目の対照集団を考えておくことも無駄ではない．一般的な交絡因子となるのは，社会階級（社会経済的位置，教育達成度，収入），その他のフッ化物の応用（飲料水中のフッ化物濃度や，フッ化物添加食塩，フッ化物錠剤，フッ化物配合歯磨剤，フッ化物配合口内洗浄液，ジェルとバーニッシュの利用），そして，食習慣（砂糖の使用）である．食習慣については正確に記録することは難しいが，多くの国では食事と社会階級には強い関連があるので，社会階級を記録することが適切な判断となることもある．

　無作為化の中で，重要な偏りの調整要因としては，臨床評価における子どもの抽出方法である．もし子どもの数が少なければ，すべての子どもを調査することが可能である．しかし，ミルクフロリデーションプログラムに参加する子どもの数は多く，標本を抽出する必要がある．対象者の抽出方法に伴う偏りを避けるためには，厳密に無作為化を実施することが重要である．この抽出方法は，研究計画に明示されていなければならない．

　無作為化と交絡因子の調整と同様に，評価に含めなければいけない重要なことは，"盲検法"である．他の表現では，"group concealment（グループ隠匿）"である．研究によっては"単盲検"あるいは"二重盲検"が用いられる．"単盲検"の研究では，どの群から選ばれた被験者かは，効果あるいは結果を評価する者には知らされていない．これによって，無意識にも意識的にも起こりうる検診者の偏見の可能性をとりのぞくことができる．"二重盲検"の研究では，検診者については先と同様で，被験者については自分自身が実施群か対照群に属するか知らされていない．二重盲検（あるいは三重盲検では医療介入する者もどの群に被験者が属するか知らされていない．）は，RCTsに比べて地域での評価においては重要でない．特に，ヘルスプロモーションの要素がプログラムに含まれている場合にはそうであるといえる．二重盲検の場合は，計画の実施に際して，フッ化物添加ミルクを受けるには同意が必要であり，フッ化物製品もはっきりと表示することが義務付けられているので，地域プログラムの評価では実現しにくい．一方，単盲検は重要で，計画されるべきである．これには，計画が必要で，余分な費用を負担することになるかもしれない．たとえば，検査のため，実施地域と対照地域の中央の場所に被験者を連れてくるような場合，あるいはどちらの地域がフッ化物添加ミルクを受け取っているのか知らない診査者を外から連れてくるような場合など．歯のフッ素症を診査する場合などは，1つの方法として，どちらのグループかを隠して

表7-2 ミルクフロリデーションプログラムの評価が可能な研究デザインとそれぞれの主な利点と欠点

	利点	欠点
パラレルコントロール/並列対照（クロスセクショナル/横断的）	同時に検診できる．	地域が似ていないことがある．
ヒストリックコントロール/歴史的対照（ビフォーアンドアフター/前後比較法）	同じ地域が検診できる．	地域が時の経過につれて変化する可能性がある．盲検研究が難しい．
ヒストリックとパラレルコントロールの混合	時間による変化を評価できる．盲検研究も可能となる．	実施地域と対照地域の状況が変えられない．（たとえば，対照地域の子どもがフッ化物添加ミルクを使い始める．またその逆も同様）

記号を付けて写真撮影を行い，無作為の順番で評価する方法である．もし数が多ければ，抽出して行うこともできる．

無作為化，交絡因子の調整そして盲検法は研究をデザインするうえで大変重要なことである．レビューでは，このような要因の調整をしなかった研究ほど，偏りが起こりやすいと記載されている（Juniら，2001）．

4 研究デザイン戦略

ミルクフロリデーションプログラムを評価するためのもっとも簡潔な研究デザインは"横断研究"である（表7-2）．ここでは，実施地域と対照地域の両方の子どもたちが同時（一般的には数週間あるいは1カ月間）に診査される．この方法は"並列対照群"と呼ばれる．その他に"歴史的対照群"があり，これは，子どもたちがミルクフロリデーションプログラムの開始前に検診が行われ，フッ化物添加ミルクを摂取し始めてから数年後に，他の同年齢のグループの子どもも診査するという方法である．これを別名"前後比較法"ともいう．この2つの研究計画には利点と欠点があり，それを表7-2に示した．

それぞれの利点を結合し，ある程度それぞれの欠点を中和させる方法は，歴史的対照と横断研究計画との結合である（表7-2）．対照地域の結果を研究することで，う蝕のバックグラウンドレベルにある時間経過に伴う変化（歴史的研究で一番恐れること）も評価することができるし，実施地域と対照地域の両方の被験者の盲検評価も可能である．また"コホート"と呼ばれる研究方法があり，年齢階級ごとに（ただし，同じ子どもである必要はない）毎年継続して行うことができる．これのもっとも大きな不利な点は，実施地域と対照の地域が研究の期間中を通してそのままの状態で維持されなければならないことである．この点において，対照地域が，実施地域の成功を見て，予防プログラムを導入したいと望むことはよくあることである．同じ被験者が管理されている間

表7-3 ミルクフロリデーションプログラムの経済的評価：(a) ミルクフロリデーションプログラムの費用，(b) 実施地域と対照地域ごとに算出した歯科治療費

プログラムに掛かる費用	歯科治療費
スタッフ；プログラムコーディネーター　歯科医，歯科アシスタント	歯の修復 抜歯
データ分析	歯科センターへの交通費
ラボの業務；ミルク　　尿	生産性の損失
事務所家賃	
消耗品	

(Mariñoら，2006.)

に発生する個々人のう蝕増加が集計される真の意味での縦断研究（あるいは追跡研究）にはRCTの形態は適しているが，フィールド評価には適していない．

5 経済的な評価

　経済的な評価では，プログラムの効率を測定する．―このプログラムは経費を節約できるだろうか？経済的評価の原則はよく知られており（Drummondら，1997），基本的には，計画実行にかかる経費と計画によって計画を実施したことで削減される歯科治療費の比較である．ミルクフロリデーションプログラムの経済的評価に関する事例（Mariñoら，2006）はすでに出版されている．その評価がチリのコデグア（第2章10-1）参照）でのミルクフロリデーションプログラムで行われた．そこでは，子どもたちはフッ化物添加粉ミルクとミルク派生製品を出生時から6歳まで摂取した．う蝕の発生が，その町の子どもと対照となったラ・プンタの子どもたちについて記録された．

　ミルクフロリデーションプログラムに関する経費が，表7-3の最初の欄に要約されている．歯科検診と尿の分析が計画の必須事項であったため，その経費も含まれていた．管理経費と研究費用も含まれていて，ミルクやミルク派生製品にフッ化物を添加するわずかな費用も含まれていた．

　プログラムの有効性は，フッ化物添加ミルクとミルク派生製品を摂取しているコデグアの子どもたちと，フッ化物添加がされていないミルクとミルク派生製品を摂取しているラ・プンタの子どもたちのう蝕増加の差から示された．う蝕の差（または削減）に，チリ保健局の治療費基準に従って，歯科治療費を掛けて算出された．歯科医院への交通費と親の仕事の喪失も算出に加味された（表7-3）．経済的評価は費用効果分析によって行われた（CEA）．著者は多くの必要な想定を考察し，"一定の限界はあるが，分析における想定の範囲内での信頼性の結果として，フッ化物を応用していないチリの地域

においてフッ化物添加ミルク製品の使用から得られる健康的，また，経済的な恩恵は重要である．"と結論付けている．さらなる経済的評価，特にミルクフロリデーションプログラムについての必要な情報は Mariño と Morgan（2006）による実施マニュアルを参照して欲しい．

6　安全性についての評価

　第4章と第6章では，有効なフッ化物がミルクに適量含まれ，子どもに供給されることを確実にするために，ミルクへのフッ化物添加と安全管理について述べた．誰もが，子どもがそれぞれの日に適量を摂取し，過剰摂取しないように確実に行うように監督している．こうすることで，急性中毒のリスクをほとんど解消できると確信している．

　また，これらの安全管理は慢性中毒が起こる可能性を確実に減少させるために，大きな役割を果たしている．ミルクフロリデーションプログラムの開始前に，子どものフッ化物摂取の背景を調査し，ミルクに添加するフッ化物の至適量を決定している．これらの決定にあたっては問診やアンケートを行い（第5章5と表5-2を参照），可能であれば尿中フッ化物分析も行う．プログラムの開始後では，慢性中毒について，(a) 継続的に排出される尿中フッ化物のモニタリング，(b) 歯のフッ素症のための歯科検診をすることによって評価が可能である．

　排泄される尿中フッ化物の原理と方法は第6章に示されている．継続的な評価のためには，子どもたちがフッ化物添加ミルクを摂取している場合は，毎年少人数のランダムサンプルの子どもをモニターすることで十分である．歯のフッ素症は歯の形成が行われている大切な時期に過剰なフッ化物を摂取したときにのみに起こる．もし，プログラムに参加している子どものフッ化物摂取量が明らかに増加しているとき（何か新しいフッ化物供給源ができた場合等）には，歯のフッ素症の増加よりもかなり前に尿中フッ化物のモニターで発見することができる．したがって，歯のフッ素症がミルクフロリデーションプログラムの結果として起こる確率は非常に少ない．それにもかかわらず，子どもの臨床検査の一部に取り入れることは賢明なことであるが，審美的に重要な永久歯上顎前歯（上顎切歯）に限ることで十分であろう．

　エナメル質の発育障害，または歯のフッ素症の指標はいくつかある．もっとも一般的なものは Dean の指標（Dean 1942）と TFI（Fejerskov ら，1988）の2つである．現在実施されているミルクフロリデーションプログラムのほとんどは，学校をベースに実施されているもので，子どもたちの開始年齢は4〜6歳である（表5-1）．一般的には，この年齢は切歯にフッ素症が発症する危険な年齢をすでに過ぎている．そのため，ミルクフロリデーションプログラムの開始が歯のフッ素症の原因となることは非常にまれである．ミルクフロリデーションプログラムを生後間もなく始めることもあり（第2章と表

表7-4　過程評価　(a) フッ化物添加ミルク消費量に関する事実に基づく情報　(b) プログラムの長期にわたる成功に影響を与える態度に関する情報

事実に基づく情報	態度に関する情報
各子どもがミルクを飲んだ日数	子どもの態度
ミルクがすべて飲まれたか？	両親の態度
ミルクの配達と保管	学校の態度
子供の移動	ミルク業者の態度
	歯科医の態度
	その他の健康関連者の態度

5-1参照），このような場合には歯のフッ素症のモニタリングは，理にかなっているといえる．

　チリのコデグアで，次のような例が見られた．フッ化物添加ミルクと乳製品が出生から6歳まで与えられた（Mariñoら，2001）コデグアと対照地域のラ・プンタの両方の子どもたちに，ミルクフロリデーションプログラムの開始前と始めてから5年後に歯科検診がなされた（Mariñoら，2003）．Deanの指標を用いて歯のフッ素症指数（CFI）を集計したところ，フッ化物添加ミルクと乳製品を摂取していた6～9歳の子どもたちのCFIは0.18，対象地域の町の子どもたちのCFIは0.16で，その両方の値は，公衆衛生上問題となる高いレベルの境界域0.6より低値であった．

7　過程評価

　公共衛生プログラムを成功に導くために，多くの人材と団体が貢献している．プログラムを開始するには多くの仕事があり，さらに，持続性と進展の両方が確実に行われることが重要である．これらの要素の多くは第5章に示されている．過程の評価はフッ化物添加ミルクがどのように供給され，そして，その計画の長期存続に影響を与える要因についての正規の批判的検討である．これらは2つの表題を付けて表7-4に示されている．最初の欄は，実際に子どもたちがフッ化物添加ミルクを飲んでいるか，またどの程度長く飲んでいるかを明らかにするために調査した情報を含んでいる．そして，2つ目の欄は，プログラムがどのように受け入れられているか，そして，継続性があるか，また，改良の余地があるかなどの情報を含んでいる．もし子どもたちがミルクを全部飲んでいなかったり，また，渡された日に飲んでいなかったりすると，プログラムの有効性は損なわれる（第2章）．また，プログラムへの参加，不参加の子どもたちの移動が多くあると，臨床評価で効果を見ることが難しくなる．臨床評価には参加率の良い子どもに限定する必要があるかもしれない．もし子どもたちがミルクを飲んでいないようであれば，それも調査する必要がある．

表7-4の2つ目の欄に記載されている人達はプログラムの成功を確実にするための役割を担っている．実施団体によっては，組織に頼っているかもしれない．計画をどのように思っているかを判断する方法はいくつかあるが，電話，面接，フォーカスグループ，ミーティング，アンケートなどを適切に使用し行うことが可能である．偏りのある回答を避けるために，質問者は実施団体に直接かかわっていない方が望ましい．

8 実施計画書の準備

1) 緒言

実施計画書は，計画を実施して評価を完了するために必要な，正式の説明書である．それぞれの評価段階における詳細な事項を含み，誤解や好機を逃すことなどを避けるために不可欠なものである．実施計画書からの変更や逸脱したものはすべて記録しておく必要がある．多くの国では，その地域ごとに研究倫理委員会が設置され，研究計画書を提出し認証を受ける必要がある．また，実施計画書は報告書や科学論文などを書く際に，大変有益である．研究用計画書の項目が**表7-5**に示されている．これは，ただガイドラインを示したものなので，地域ごとの必要性や状況に応じて修正することが必要である．一般に，実施計画書は付録を含め20ページ以上になることがある．

2) 背景

現在実施している，あるいは，提案されたミルクフロリデーションプログラムの概略を示す．評価に関する詳細のみを含む必要がある．プログラムの以前の評価結果と同じく，評価のための理由が含まれるべきである．

3) 研究組織

この項目は重要である．公衆衛生プログラムにはさまざまな人や団体が関与し，また，影響を受けている：評価に際して，関係者の役割を明確にする必要がある．運営委員会が設置され，広い意味で代表となっているが，すべての関係者が参加する必要はない．健全な評価の実施は，評価者（評価チーム）はミルクフロリデーションプログラムに毎日かかわる組織（実行チーム）とは異なってなければならない．この運営委員会は仕事がしやすいように小グループで，それぞれに適した専門家を含む必要がある．たとえば，統計的助言者は必ず必要である．経済的評価が計画されている場合には，適切な専門家に参加を要請しなければならない．同様に，尿分析，経過評価そしてアンケートの使用においても同様である．このような専門家は世界保健機関（WHO）協力センターでもみつけることができる：WHOはこの課題に関しての助言をしてくれる．たとえば小委員会を作り，そこから運営委員会に報告するのも一般的である．評価への参加

表7-5 ミルクフロリデーションプログラムを評価するために実施計画書に含まれる情報の概要

背景	実施中のミルクフロリデーションプログラムの要旨
	研究の動機（根拠、原因）
	過去の研究結果
研究機関	研究責任者
目的	研究の目的
	目的
	目標
研究計画	計画の概要
被験者	地域（実施地域と対照地域）
	年齢階級
	研究期間
	サンプルサイズの見積り
	サンプリング法
	倫理承認
臨床検査	場所
	検診内容
	基準
	被験者
	被験者のトレーニングと共通評価の設立
	盲検（隠されたグループ）
経済的評価	情報収集のための人員
（行われた場合）	ミルクフロリデーションプログラムに係る費用
	実施地域と対照地域 の子どもの歯の治療費
	経費の比較
尿中フッ化物測定	場所
（行われた場合）	必要な年齢階級と人数
	収集過程
	かかわる人員
	フッ化物濃度と排出の評価とサンプルの妥当性
過程評価	ミルクの供給と使用
	関係者の態度
データ収集	情報の記録方法、データ妥当性検証とデータベースの作成
統計分析	関係者の人員
	使用する検定法
タイムスケール	時系列
報告と普及	報告書作成人員
	報告と調査結果の普及
付録	地図
	抽出サンプルの詳細と被験者の数
	必要な実験記録フォームと器具
	詳細実験基準
	質問票

者の役割は実施計画書に明示されていなくてはならない．

4）研究目的

　研究の主要な3つのポイントは：研究の目的（purpose），研究の具体的な目的（aims）と達成目標（objectives）である．いくつか目標がある．これらは，統計分析が目的（aim）から提示された疑問の解決に適合しているように，統計学者は有益なものとなる．目標（objectives）とはさらに焦点がしぼられている．これらは達成されるべき目標で列挙されるべきものである．

5）研究デザイン

　ふさわしい研究デザインのいくつかを第7章4で説明した．現状の中で，それぞれの利点と欠点を考える必要がある．たとえば，利用できる資源などである．大規模すぎる研究に取り組むより，小規模で適切な研究を行うほうがよりよい．ここでは，一般的な概要について述べ，年齢や対象者数などの詳細は次の項で示す．

6）対象者

　この項では，対象者に関する詳細について示す．
　①場　所　—　実施地域と対照地域
　もし，現在実施中のミルクフロリデーションプログラムを評価するのであれば，そこを研究地区とするのは明らかである．ミルクフロリデーションプログラムが広範囲で実施しているのであれば，経済的に考えて，その中から典型的な地域を抽出し，1つの地域に限定して評価することで十分であるかもしれない．対照地域については第7章4で示した理由から，注意深く選択する必要がある．実施地域により近い状況であれば，交絡因子の統計的調整の必要性は減少する．
　②年齢階級
　これは，ミルクの供給を定期的に受けている子どもたちの年齢によって大きく異なってくる．一般的には，学校の登校日である．計画の開始年齢は表5-1にあり，第2章14-5）では，低年齢から開始したほうが，有効性が高いと記されている．検診をするもっとも低い年齢は，ミルクフロリデーションプログラムの開始直前か開始直後の年齢階級である．また，一番高い年齢階級はミルクフロリデーションプログラムの終了時の年齢の子どもである．検診は，一番低い年齢階級から高い階級まですべて実施する必要はない．隔年で行うことも可能である．歯のフッ素症の評価が目的であるならば，上顎永久切歯の萌出年齢（8〜9歳）の子どもたちを含める必要がある．
　③期　間
　計画がコホートデザインであるならば，子どもたちがミルクフロリデーションプログ

ラムを開始したときからプログラムを離れるまでの間，研究を継続するのが一般的である．つまり，全評価には約6年からそれ以上続くということになる．このような場合には，暫定的な目標を設定して，検診は2年ごとあるいは少ない頻度で行うように設定してもよい．

　④サンプルサイズの見積り

　正式な過程では統計学者の助言が必要になる．研究には十分な"検出力"が必要である．効果が出現すれば，その効果を見せることができる．研究の検出力は評価において被験者数に非常に依存している．また一方では，被験者が多すぎると含めるのに無駄になる．もし，研究が継続して実施されるのであれば（同じ子どもを何年かに渡って追跡すること），プログラムから離脱（ドロップアウト）していく子どもの許容数を見込まなくてはならない．クラスター研究であるならば，クラスタリングは"検出力"を弱めるので，統計学者はこれも考慮にいれなくてはならない．

　⑤サンプリング法

　学校や児童が参加している地域が明確になると，すべての児童を検診するか，その中から抽出するのか決定する必要がある．対象者が決定すると，2段階で抽出が行われる．第1段階目は，学校または学級，2段階目は学校内または学級内からの抽出となる．もし，学校または学級のすべての子どもが抽出されたとすると，これはクラスターとして知られている．そして，その学校あるいは学級が抽出単位となる．各段階の抽出は乱数表を使って無作為に選ばれなければならない．サブグループを使って抽出調整をすることも可能であるが，それはあまり行われない．必要な場合には統計学者の助言を受けることが必要である．

　⑥倫理承認

　国によってその必要条件がさまざまである．学校や児童がかかわっている場合には，通常教育関係機関の承認が必要となる．一般に，地域には地域の研究倫理委員会があり，研究計画の承認が必要となる．研究倫理委員会の承認を受けた後，被験者自身からの同意も必要となるが，子どもの場合にはその両親や保護者がするのが一般的である．通常，同意書は肯定的で，詳細な説明のある文書である．肯定的な同意は被験者が参加するために同意するときに行われ，否定的な同意は被験者がその研究あるいはそれにかかわることから離れるときに行われる．否定的な同意はほとんど，倫理委員会の承認をうけることはない．

7）臨床検診

　①場　所

　検診場所は適切で便利なところにする．ただし，検診の前に，実施地域と対照地域の子どもたちを混ぜるつもりであれば，双方の中間の場所を選択することも考慮する方が

よい．

②検診内容

おおむね，対象となる2つの疾患はう蝕と歯のフッ素症である．う蝕では，乳歯や永久歯の違いを含め，歯の単位あるいは歯面単位などの情報を記録するかなどを決める必要がある．歯面の記録には，検査の時間が多少余分にかかるが，分析の感度は向上する．もし，う蝕の増加が予測されるのであれば，どの歯面がもっとも恩恵を受けるかを示すこともできる．歯のフッ素症に関しては　永久歯上顎切歯の唇面の検査のみで可能である．

上記は，う蝕と歯のフッ素症の記録に関連したことである．フィールド評価の場合は，健康や健康状態などを記録しておくことにより重点が置かれている．このことが必要と思われるのであれば，WHOの助言を仰ぐのが賢明である．とりわけ，そのような情報がWHOのフォームに記録され，どのように分析されるかを見ることも可能である．

③基　準

う蝕とフッ素症の記録の基準については，WHOのマニュアル"口腔診査法 4-WHOによるグローバルスタンダード-"（WHO, 1997）に示されている．

④検査者

（何年かに渡ることもあるが）すべての検診に応じられるのであれば"検査者は少数のほうが良い"というのが原則である．その一方，検診期間は長すぎないことが望ましいし，臨床評価は1～2カ月以内に完了すべきである．以前に調査経験があることは望ましい．なぜなら，検査者は臨床家ではなくコンピュータとしての物の見方を発展させる必要があるからである．臨床家は臨床結果を考えることに傾きがちであるが，コンピュータは与えられた情況の中で毎回同じことができる．

⑤検査者のトレーニングと同一評価

検査者は評価期間を通して同一の方法で記録しなければならない．研究前には訓練とキャリブレーション（校正）は必要で，研究中には一貫性（再現性）をもって診査する必要がある．これらの状況については，上記で示したWHOのマニュアル（WHO 1997）の中でも記述されている．

⑥盲検法

盲検法の重要性については以前の項目で説明した．検査者が被験者群の配分を知らされていないということを確実に行うために，その方法の詳細について説明が必要である．もし，二重盲検法で研究を行う場合も，その詳細についての説明が必要である．

8）経済的評価

評価形式は第7章5ですでに述べたが，そのような評価を記述した出版物に興味が集

まっている（Mariñoら，2006）．そして，MariñoとMorganによって，さらに詳細な説明がなされている（2006）．これらの関連情報を誰が集めるかという決定がなされなければならないし，ミルクフロリデーションプログラムにかかる経費とそれによって受ける恩恵に関する情報は集約されなければならない．経済学者の助言と援助が必要になるだろう．実施計画書には，ミルクフロリデーションプログラムの進捗に伴って収集された多くの有益な情報を，早めに集めてリストにしなければならない．そのため，経済的評価を単独の計画書にすることも必要かもしれない．

9）尿中フッ化物の測定

第7章6で，安全性の評価の1つとして，尿中フッ化物の排出量をモニタリングすることも適切なことであると述べた．採尿した尿中のフッ化物濃度や1日の排泄量の詳細な測定方法は第6章で述べた．計画書のこの部分については，被験者の選出，採尿と保管などの詳細を表7-5の表題で述べた．全データの収集においては，採尿を完全に行うために十分に注意を払い，スタッフへの要求や訓練なども過小評価しないようにすべきである．以前の研究方法や結果に関しての詳しい情報は第6章の参照文献の項に示した．

10）過程評価

過程評価の背景にある内容は第7章7で述べてあり，カギとなる状況については表7-4に示した．第5章では，ミルクフロリデーションプログラムの実行に際しての組織に関する情報を提供している．過程の評価に必要となるいくつかの情報，たとえば，子どもたちが1年間に何日間ミルクを飲んだかというような情報は，プログラムを実施しているスタッフによって定期的に収集されている．他の項目についても同様である．よって，過程を評価する計画書は他の項目の評価と繋げるよりも独立していた方が良いかもしれない．それにもかかわらず，データ収集のための予定表や研究成果の報告を組みこんだものが正式な書類となっている．

11）データ処理と統計分析

経済的評価と過程の評価以外で収集した情報のほとんどは，統計分析のために数字に変換されている．"データ処理"の項目には，情報を統計分析に供する変換方法が示されている．たとえば，さまざまな社会経済的あるいは教育達成情報をグループ化することや，フッ化物配合歯磨剤の使用についてどのように分類するか等である．いくつかのデータの喪失や互換性がないことがほぼ確実に起こるので，データの"クリーニング"のための準備についての説明が必要である．

データセットが作られると，統計分析が可能である．これは統計学者によって行われ

ることとなる．統計に含まれる主な二つの内容は：(a) 記述と (b) 分析である．このタイプの検定はデータの記述に頼っているので，データの記述は重要であり，そこから分析段階へと導かれる．これらの段階の概要は計画書の中に入れられるべきであり，研究の目標のなかから引き起こされた問題は，分析によって明確な解答を与えることができる（本章 8-4))．

12) 予定表

予定表あるいは進行表は，関係者が必要とされるときを示し効率の良い仕事をする助けとなる．

13) 報告と普及宣伝

報告は絶対に不可欠なことである．被験者が自発的な参加で誘われたかどうか，倫理的必要（必須）条件である．計画書の中に，どのような報告にするのか，また，誰が準備するのか等を考えを入れておくことも役立つ．ほとんどの研究母体と倫理機関はどのような結果にしろ研究成果（結果）の公開を求めるので，計画書の中にどのように公開を行うか入れておくことも有益である．

14) 付録

付録の中には次のような細目を含む：地域ごとの参加者の数，抽出方法，実験方法と基準に関する詳細，そしてアンケート（表 7-5)．

9 要旨

ほとんどすべての公衆衛生プログラムは，それぞれの役割が計画され，それに添って確実に実行されているのかを評価する必要がある．ミルクフロリデーションプログラムがその国に新しく導入されるときやまだ実施中の場合には，評価はデモンストレーションになってしまうかもしれない．評価にかかる費用は予算に含めるべきである．評価の必要な項目は：臨床的有効性，費用効果，安全性そして過程等である．臨床効果を評価するための研究計画は注意深い検討が必要である．いくつかの可能な計画があり，それぞれに利点と欠点を伴っている．計画のカギになる要因は無作為化と交絡因子の調整，そして盲検評価などである．全体の研究計画書は必須である．測定される結果は，ほとんどの場合，う蝕の減少，う蝕なしの割合，dmft/DMFT である．経済的評価は意思決定者にとって大きな関心事である．経費と利益が適切に計測されることを確実にするために，場合によっては，その評価のために専門家の援助が必要である．安全性への配慮としては，尿中フッ素の排出のモニタリングを含めている．一般的には，毎年，少数

の対象にて行う．歯のフッ素症の診査をするかどうかの判断は子どもたちのフッ化物添加ミルクの飲用開始年齢による．過程は，子どもたちと計画の進展にとって最大限の利益を確保するように評価されなければならない．この章での情報はかなり包括的なものであり，これから評価を実施する可能性のある者は，どの項目が自分たちに必要でふさわしいか選定する必要がある．

第8章

結論

　ミルクフロリデーションの歴史は，今では50年以上ある．この間に，フッ化物添加ミルクに関する実験ならびに臨床で多くの研究報告がなされてきた．そのことは，ミルクフロリデーションがう蝕予防において重要な役割をしていることと，十分に研究されてきた他のフッ化物による予防法と並んでいることを明らかにしている．この世界保健機関マニュアルはミルクフロリデーションの多くの局面について説明している．そのため，読者はミルクフロリデーションの科学的な根拠や，どのように実行し評価されるのかに精通することができる．提供された多くの文献は，この研究の聖書であり，より深く探究したい者がさらに読み込むための貴重な資料となるものである．

　第1章では，食品としてのミルクの価値に焦点をあてた．多くの保健衛生当局は，子どもたちのミルクの供給に助成金を支給している．そして，学校ミルク供給プログラムは，WHOとFAOの支援により多くの国で実施されている．ミルクの世界的消費量は増加が見込まれ，中でも，いくつかの国では劇的な増加が予測されている．ミルクの口腔保健への効果（フッ化物添加なしの）は詳細にわたって議論されており，このテーマに関する文献は豊富である．牛乳はう蝕原生ではないと結論付けられている．約4％の砂糖を含んでいるにもかかわらず，ミルク中の他の要素も口腔の健康にとって脅威になっていないと保証している．実際には，予防の傾向にある．

　第2章では，フッ化物添加ミルクの臨床調査の長い歴史を示した．スイス，日本，アメリカでの初期の研究に続き，スコットランド，ハンガリー，イスラエル，ブルガリア，チリ，ロシア，イギリスそして中国において15の臨床評価が実施された．8つの研究で，乳歯に対するう蝕予防効果が示され，10の研究で，永久歯のう蝕予防効果が示されている．2つの研究では乳歯，永久歯ともに効果を示さなかった．もう1つの研究では，フッ化物添加ミルクの飲用プログラムの中断による影響が調査され，ここではフッ化物添加ミルクの飲用を中止した子どものう蝕の増加が示された．この時点では成人に対するフッ化物添加ミルクの効果についての研究は行われていない．

　第3章では，フッ化物のミルク添加に関する多くの非臨床的研究についてまとめられた．実験室から動物実験の研究範囲では，*in vivo* による研究で，歯垢中，唾液そしてエナメル質中に蓄積したフッ化物の再石灰化に関する研究に及んだ．この多くの研究によって，フッ化物添加ミルクの生物学的妥当性が認められた．ミルクの中のフッ化物の化学性の説明がなされ，同様に，ミルクに添加されたフッ化物の吸収，代謝および排泄についても示された．

第4章と第5章では，ミルクフロリデーションに関する実用面が検討された．第4章では，フッ化物をミルクに添加する機序や，フッ化物添加ミルクの安定性と保管についてふれた．フッ素化合物はフッ化ナトリウムとモノフルオロリン酸ナトリウム，そして，ミルクのタイプでは低温殺菌，超高温（瞬間）殺菌，殺菌そして粉ミルクがそれぞれ検討された．ミルクへのフッ化物利用能と長期安定性は高いと報告された．第5章では，地域でのミルクフロリデーションの実施に関する多くの状況が検討された．既存のミルク供給システムの存在は，計画の成功と拡大を確実にするのに大変重要であることが示された．この章では，WHOが運営しているブルガリア，チリ，ロシア，タイ，およびイギリスにおけるミルクフロリデーション計画についての情報を提供した．チリとタイのプログラムの計画は国策決定と良好なミルク供給システムにより，急速に拡大していると報告された．ミルク業者，学校，公衆衛生関係当局によってそれぞれ異なった役割が果たされている状況について定期的に検討された．トレーニングの必要性が強調された．

　最後の第6章と第7章では，計画の監視と評価がこの順番で示された．添加ミルクの品質の監視，そして，ミルク中と尿中フッ化物濃度の確定について詳細に述べられた．計画の監視の必要性については，第7章で強調された．もっとも新しく紹介された公衆衛生計画は評価されるべきである．計画の評価内容としては臨床的有効性，コストの有効性，安全性，過程評価などがあげられるが，地域の状況によってそれぞれの必要性は異なってくる．評価のために可能な形式が検討され，研究計画書の内容が詳細にわたって説明された．これらの章で示された情報はさまざまな分野の読者にとって有益である．すでに実施しているミルクフロリデーションプログラムに関係している人には，計画の評価や計画の拡大の可能性に役立つ情報を見つけるであろう．ミルクフロリデーションプログラムの開始を検討している者には，このマニュアルにある情報がそれぞれの段階から全実行まで順番に導いてくれるはずである．科学的観点からミルク中のフッ化物についてさらに研究をしたい者には，人々の口腔保健に関する豊富な情報がみつけられるであろう．

References

Al-Khateeb S, Gintner Z, Tóth Z, Bánóczy J, Angmar-Mansson B (1998) Effect of fluoridated milk on remineralisation of white spot lesions. *Journal of Dental Research,* **77**: 1235 (abst).

Arnold WH, Cerman M, Neuhaus K, Gaengler P (2003) Volumetric assessment and quantitative element analysis of the effect of fluoridated milk on enamel demineralisation. *Archives of Oral Biology*, **48**: 467-473.

Atanassov N, Vrabcheva M, Todorova N, Markova N (1999) F-milk scheme for dental caries prevention – 10 years experience. *Modern Stomatology*, **2**: 3-5.

Backer-Dirks O, Jongeling-Eindhoven JMPA, Fliessbaalje TD, Gedalia I (1974) Total and free ionic fluoride in human and cow's milk as determined by gas-liquid chromatography and the fluoride electrode. *Caries Research*, **8**: 181-186.

Baez RJ, Baez MX, Marthaler TM (2000) Urinary fluoride excretion by children 4-6 years old in a south Texas community. *Pan American Journal of Public Health*, **7**: 242-248.

Baker IA, Elwood PC, Hughes J, Jones M, Moore F, Sweetnam PM (1980) A randomised controlled trial of the effect of the provision of free school milk on the growth of children. *Journal of Epidemiology and Community Health,* **34**: 31-34.

Bánóczy J, Ritlop B, Solymosi G, Gombik Á. Adatia A (1990) Anticariogenic effect of fluoridated milk and water in rats. *Acta Physiologica Hungarica*, **76**: 341-346.

Bánóczy J, Zimmermann P, Hadas É, Pintér A, Bruszt V (1985) Effect of fluoridated milk on caries: 5-year results. *Journal of the Royal Society of Health,* **105:** 99-103.

Bánóczy J, Zimmermann P, Pintér A, Hadas É, Bruszt V (1983) Effect of fluoridated milk on caries: 3-year results. *Community Dentistry and Oral Epidemiology,* **11:** 81-85.

Bavetta LA, McClure FJ (1957) Protein factors and experimental rat caries. *The Journal of Nutrition,* **63:** 107-117.

Beddows CG (1982) The status of fluoride added to bovine milk. I. Fluoride in cold milk. *Journal of Food Technology,* **17**: 55-62.

Beddows CG, Blake C (1982) The status of fluoride in bovine milk. II. The effect of various heat treatment processes. *Journal of Food Technology,* **17**: 63-70.

Beddows CG, Kirk D (1981) Determination of fluoride ion in bovine milk using a fluoride ion-selective electrode. *Analyst,* **106**: 1341-1344.

Bian JY, Wang WH, Wang WJ, Rong WS, Lo ECM (2003) Effect of fluoridated milk on caries in primary teeth: 21-month results. *Community Dentistry and Oral Epidemiology,* **31:** 241-245.

Bibby BG, Goldberg HJV, Chen E (1951) Evaluation of caries-producing potentialities of various foodstuffs. *Journal of the American Dental Association,* **42:** 491-509.

Bibby BG, Huang CT, Zero D, Mundorff SA, Little MF (1980) Protective effect of milk against *in vitro* caries. *Journal of Dental Research,* **59:** 1565-1570.

Black N (1996) Why we need observational studies to evaluate the effectiveness of health care. *British Medical Journal,* **312**: 1215-1218.

Boros I, Keszler P, Bánóczy J (2001) Fluoride concentrations of unstimulated whole and labial gland saliva in young adults after fluoride intake with milk. *Caries Research,* **35**: 167-172.

Bowen WH (1995) *Relative efficacy of sodium fluoride and sodium monofluorophosphate as anti-caries agents in dentifrices.* London: Royal Society of Medicine.

Bowen WH, Lawrence RA (2005) Comparison of the cariogenicity of cola, honey, cow milk, human milk, and sucrose. *Pediatrics,* **116**: 921-926.

Bowen WH, Pearson SK (1993) Effect of milk on cariogenesis. *Caries Research,* **27**: 461-466.

Bowen WH, Pearson SK, Rosalen PL, Miguel JC, Shih AY (1997) Assessing the cariogenic potential of some infant formulas, milk and sugar solutions. *Journal of the American Dental Association,* **128**: 865-871.

Bowen WH, Pearson SK, VanWuyckhuyse BC, Tabak LA (1991) Influence of milk, lactose-reduced milk, and lactose on caries in desalivated rats. *Caries Research,* **25**: 283-286.

Brambilla E, Belluomo G, Malerba A, Buscaglia M, Strohmenger L (1994) Oral administration of fluoride in pregnant women, and the relation between concentration in maternal plasma and amniotic fluid. *Archives of Oral Biology,* **39**: 991-994.

Brambilla E, Cerati M, Strohmenger L, Phillips PC (1995) Fluoride levels in amniotic fluid, blood and urine of pregnant women resulting from consumption of fluoridated milk and sodium fluoride tablets. *Advances in Dental Research,* **9**: 154 (abst).

Brudevold F, Kashket S, Kent RL (1990) The effect of sucrose and fat in cookies on salivation and oral retention in humans. *Journal of Dental Research,* **69**: 1278-1282.

Brunetti A, Newbrun E (1983) Fluoride balance of children 3 and 4 years-old. *Caries Research*, **17**: 171 (abst).

Burt BA (1992) The changing patterns of systemic fluoride intake. *Journal of Dental Research,* **71**: 1228-1237.

Carlsson CH, Armstrong WD, Singer L (1967) Distribution and excretion of radiofluoride in the human. *Proceedings of the Society for Experimental Biology and Medicine. Society for Experimental Biology and Medicine*, **104**: 235-239.

Chandler NP, Thomson ME, Thomson CW (1995) The effect of fluoridated milk on bovine dental enamel. *Advances in Dental Research,* **9**: 116-117.

China Daily (2001) School milk programme under way. China Internet Information Centre (www.china.org.cn), 21 November.

Chlubek D (1993) Interakcje fluorków ze skadnikami Mleka [Interaction of fluoride with milk constituents]. *Annales Academiae Medicae Stetinensis,* **39**: 23-38.

Cummings JH (2000) Nutritional management of diseases of the gut. In: *Human nutrition and dietetics*, 10th edition. Eds. Garrow JS, James WPT, Ralph A. Edinburgh: Churchill Livingstone. p. 547-573.

Cutress TW, Suckling GW, Coote GE, Gao J (1996) Fluoride uptake into the developing enamel and dentine of sheep incisors following daily ingestion of fluoridated milk or water. *The New Zealand Dental Journal,* **92**: 68-72.

Dean HT (1942) The investigation of physiological effects by epidemiological method. In: *Fluorine and Dental Health.* (ed. FR Moulton), Publ. No. 19, American Association for the Advancement of Science, p 23-31.

Department of Health (1989) *Dietary sugars and human disease.* Report on health and social subjects. 37. London: HMSO.

Department of Health (1994) *Nutritional aspects of cardiovascular disease.* Report on health and social subjects, 46. London: HMSO.

Des Jarlais DC, Lyles C, Crepas N, TREND Group (2004) Improving the reporting quality of nonrandomized evaluations of behavioural and public health interventions: the TREND statement. *American Journal of Public Health*, **94**: 361-366.

Donner A, Klar N (2004) Pitfalls of and controversies in cluster randomization trials. *American Journal of Public Health*, **94**: 416-422.

Drummond MF, O'Brien B, Stoddard GL (1997) *Methods for the economic evaluation of health care programmes.* New York: Oxford University Press.

Duff EJ (1981) Total and ionic fluoride in milk. *Caries Research*, **15**: 406-408.

Dunning JM, Hodge AT (1971) Influence of cocoa and sugar in milk on dental caries incidence. *Journal of Dental Research,* **50:** 854-859.

Early R (1992) Milk powders In: *Technology of Dairy Products*. Ed. Early R, London: Blackie & Sons. p.167-196

Edgar WM, Bibby BG, Mundorff S, Rowley J (1975) Acid production in plaques after eating snacks: modifying factors in foods. *Journal of the American Dental Association,* **90:** 418-425.

Edgar WM, Lennon MA, Phillips PC (1992) Stability of fluoride in milk during storage in glass bottles. *Journal of Dental Research,* **71** (Special Issue): 703 (abst).

Eklund SA, Moller IJ, Leclercq MH (1993) *Calibration of examiners for Oral Health Epidemiological Surveys.* World Health Organization ORH / EIS / EPID.93.1.

Ekstrand J, Boreus LO, de Chateau P (1981) No evidence of transfer of fluoride from plasma to breast milk. *British Medical Journal,* **283:** 761-762.

Ekstrand J, Ehrnebo M (1979) Influence of milk products on fluoride bioavailability in man. *European Journal of Clinical Pharmacology,* **16:** 211-215.

Ekstrand J, Ehrnebo M (1980) Absorption of fluoride from fluoride dentifrices. *Caries Research,* **14:** 96-102.

Ekstrand J, Ziegler EE, Nelson SE, Fomon SF (1994) Absorption and retention of dietary and supplemental fluoride by infants. *Advances in Dental Research,* **8:** 175-180.

Engström K, Petersson LG, Sjöström I, Twetman S (2004a) Composition of the salivary microflora during habitual consumption of fluoridated milk. *Acta Odontologica Scandinavica,* **62:** 143-146.

Engström K, Petersson LG, Twetman S (2002) Fluoride concentration in supragingival dental plaque after a single intake or habitual consumption of fluoridated milk. *Acta Odontologica Scandinavica,* **60:** 311-314.

Engström K, Petersson LG, Twetman S (2006) Inhibition of enamel lesion formation by fluoridated milk assessed by laser fluorescence – an in vitro study. *Clinical Oral Investigations,* **10:** 249-252.

Engström K, Sjöström I, Petersson LG, Twetman S (2004b) Lactic acid formation in supragingival dental plaque after schoolchildren's intake of fluoridated milk. *Oral Health and Preventive Dentistry,* **2**: 13-17.

Ericsson Y (1958) The state of fluorine in milk and its absorption and retention when administered in milk. Investigations with radioactive fluorine. *Acta Odontologica Scandinavica,* **16**: 51-77.

Ericsson Y (1983) Monofluorophosphate physiology: general considerations. *Caries Research,* **17** Suppl 1: 146-155.

Ericsson Y, Santesson G, Ullberg S (1961) Absorption and metabolism of the PO_3F ion in the animal body. *Archives of Oral Biology,* **4**: 160-174.

Fejerskov O, Manji F, Baelum V (1988) *Dental fluorosis: a handbook for health workers.* Copenhagen: Munksgaard.

Flynn A (2003) The role of dietary calcium in bone health. *The Proceedings of the Nutrition Society,* **62**: 851-858.

FAO (2009) *Overview: Melamine contamination of dairy products in China.* www.fao.org/ag/agn/agns/chemicals_melamine_en.

Food Standards Agency (2002) McCance and Widdowson's The Composition of Foods, Sixth summary edition. Cambridge: Royal Society of Chemistry.

Food Standards Agency (2008) *Manual of nutrition.* Eleventh edition. Norwich: TSO.

Franco AM, Saldarriaga A, Martignon S, González MC, Villa AE (2005) Fluoride intake and fractional urinary fluoride excretion of Colombian preschool children. *Community Dental Health,* **22**: 272-278.

Frostell G (1969) Dental plaque pH in relation to intake of carbohydrate products. *Acta Odontologica Scandinavica,* **27**: 3-29.

Frostell G (1970) Effects of milk, fruit juices and sweetened beverages on the pH of dental plaques. *Acta Odontologica Scandinavica,* **28**: 609-622.

Fuchs C, Heimann G, Tonn R (1982) Relative Bioverfügbarkeit von Fluorid bei gleichzeitiger Applikation mit Kalzium [Relative bioavailability of fluoride in concurrent administration of calcium] *Orthopedic Praxis*, **18**: 738-741.

Fuller F, Beghin JC (2004) China's growing market for dairy products. Iowa Ag review. Centre for Agriculture and Rural Development. Summer 2004. p. 10-11.

Gillman J, Lennon D (1958) The biology of children of Hopewood House, Bowral, NSW, II. Observations extending over five years (1952-1956 inclusive). 4. Diet survey. *Australian Dental Journal,* **3:** 378-382.

Gintner Z, Bánóczy J (2002a) Urinary fluoride excretion in subjects consuming fluoridated milk in short term fasting. *Caries Research*, **36**: 199 (abst).

Gintner Z, Bánóczy J (2002b) Effect of fluoridated milk on saliva in short term fasting. *Journal of Dental Research,* **81** (Special Issue A): 271 (abst).

Gintner Z, Bánóczy J (2003) Effect of fluoridated milk administered in different ways on the fluoride profile of human saliva. *Caries Research*, **37**: 293 (abst).

Gintner Z, Phillips PC, Bánóczy J (2000) Fluoride activity in oral fluid before and after rinsing with fluoridated milk. *Caries Research*, **34**: 357 (abst).

Ginty F, Prentice A (2004) Can osteoporosis be prevented with dietary strategies during adolescence? *The British Journal of Nutrition,* **92: 5-6.**

Goldberg RA, Herman K (2006) Nestle's milk district model: economic development for a value-added chain and improved nutrition. *Topics in Global Health and Development,* **1(1): 1-22.**

Gombik Á, Kertész P, Herczegh A, Bánóczy J (1992) Microbial changes in dental plaque and saliva of children consuming fluoridated school milk. *Caries Research*, **26**: 237 (abst).

Green J, Tones K (1999) Towards a secure evidence base for health promotion. *Journal of Public Health Medicine*, **21**: 133-139.

Grenby TH, Andrews AT, Mistry M, Williams RJH (2001) Dental caries-protective agents in milk and milk products: investigations *in vitro*. *Journal of Dentistry,* **29**: 83-92.

Griffin M (2005) Overview of worldwide school milk programmes. Paper presented at the 3rd International School Milk Conference, Kunming, China, 11-14 April 2005.

Guggenheim B, Schmid R, Aeschlimann J-M, Berrocal R (1999) Powdered milk micellar casein prevents oral colonization by *Streptococcus sobrinus* and dental caries in rats: a basis for the caries-protective effect of dairy products. *Caries Research,* **33**: 446-454.

Gurr MI (1994) Positive health benefits of consuming dairy products. In: *Dairy products in human health and nutrition*. Eds. Serrano Rios M, Sastre A, Perez Juez MA, Estrala A, De Sebastian C. Rotterdam: Balkema. p. 113-119.

Gustaffson BE, Quensel CE, Lanke LS, Lundquist C, Grahnen H, Bonow BE, *et al* (1954) The Vipeholm dental caries study. The effect of different levels of carbohydrate intake on caries activity in 436 individuals observed for five years. *Acta Odontologica Scandinavica,* **11**: 232-364.

Gyurkovics C, Zimmermann P, Hadas É, Bánóczy J (1992) Effect of fluoridated milk on caries: 10-year results. *The Journal of Clinical Dentistry,* **3**: 121-124.

Haftenberger M, Viergutz G, Neumeister V, Hetzer G (2001) Total fluoride intake and urinary excretion in German children aged 3-6 years. *Caries Research,* **35**: 451-457.

Hargreaves JA, Ingram GS, Wagg BJ (1970) Excretion studies on the ingestion of a monofluorophosphate toothpaste by children. *Caries Research,* **4**: 256-268.

Health Education Authority (1995) *Diet and health in school age children. A briefing paper.* London: HEA.

Harper DS, Osborn JC, Clayton R, Hefferen JJ (1987) Modification of food cariogenicity in rats by mineral-rich concentrates from milk. *Journal of Dental Research,* **66**: 42-45.

Heller KE, Sohn W, Burt B, Eklund SA (1999) Water consumption in the United States in 1994-96 and implications for water fluoridation policy. *Journal of Public Health Dentistry,* **59:** 3-11.

HM Government (2007) Statutory instrument 2007 No. 2359 The Education (Nutritional standards and requirements for school food) (England) Regulations. London: HMSO.

Holland B, Unwin ID, Buss DH (1989) *Milk products and eggs. The fourth supplement to McCance and Widdowson's The composition of foods (4th edition).* Cambridge: The Royal Society of Chemistry.

Holloway PJ, Shaw JH, Sweeney EA (1961) Effects of various sucrose: casein ratios in purified diets on the teeth and supporting structures of rats. *Archives of Oral Biology,* **3:** 185-200.

Holt C, Dalgleish DG, Jenness R (1981) Calculation of the ion equilibria in milk diffusate and comparison with experiment. *Analytical Biochemistry,* **113**: 154-163.

Imamura Y (1959) Treatment of school meals with sodium fluoride as a means of preventing tooth decay. *Journal of the Oral Disease Academy,* **26:** 180-199.

Ivancakova R, Hogan MM, Harless JD, Wefel JS (2003) Effect of fluoridated milk on progression of root surface lesions *in vitro* under pH cycling conditions. *Caries Research,* **37:** 166-171.

Ivanova K, Mateeva CHR (1996a) Caries-preventive effect of fluoridated milk in the different stages of the teeth growth. Experimental investigation on rats. *17th National Congress of the Bulgarian Dental Association* **22P**: 144 (abst).

Ivanova K, Mateeva CHR (1996b) Effect of natural and fluoridated milk on the distribution and thickness of the tooth plaque on six year old children – comparative investigation. *17th National Congress of the Bulgarian Dental Association* **19P**: 141 (abst).

James AM, Lord MP (1992) *Macmillan's Chemical and Physical Data.* London: Macmillan. p 115.

Jenkins GN, Ferguson DB (1966) Milk and dental caries. *British Dental Journal,* **120:** 472-477.

Jenness R (1988) Composition of milk. In: *Fundamentals of Dairy Chemistry* 3rd ed. Eds. Wong NP, Jenness R, Keeney M, Marth EH. New York: Van Nostrand Reinhold Co., p 1-38.

Jensen ME, Donly K, Wefel JS (2000) Assessment of the effect of selected snack foods on the remineralisation/demineralisation of enamel and dentine. *Journal of Contemporary Dental Practice,* **1:** 1-12.

Jentsch H, Brüsehaber M, Gintner Z, Bánóczy J, Göcke R (1999) Fluoridated milk and salivary factors. *Caries Research*, **33**: 308 (abst).

Johansson I (2002) Milk and diary products: possible effects on dental health. *Scandinavian journal of Nutrition,* **46:** 119-122.

Jones S, Burt B, Petersen PE, Lennon M (2005) The effective use of fluorides in public health. *Bulletin of the World Health Organization,* **83**: 670-676.

Jun Y, Bin C, Gang X (2004) China: Nutrition overview. Department of Disease Control, Ministry of Health, China.

Juni P, Altman DG, Egger M (2001) Assessing the quality of controlled clinical trials. *British Medical Journal,* **323**: 42-46.

Kahama RW, Damen JJ, Ten Cate JM (1997) Enzymatic release of sequestered cows' milk fluoride for analysis by the hexamethlydisiloxane microdiffusion method. *Analyst,* **122**: 855-858.

Kahama RW, Damen JJ, Ten Cate JM (1998) The effect of intrinsic fluoride in cows' milk on *in vitro* enamel demineralisation. *Caries Research*, **32**: 200-203.

Kamotsay K, Herczegh A, Rozgonyi F, Nász I, Gintner Z, Bánóczy J (2002) Effect of fluoride on cariogenic oral microorganisms (an *in vitro* study). *Acta Microbiologica et Immunologica Hungarica,* **49**: 47-58.

Kertész P, Gombik Á, Bánóczy J (1992) The influence of fluoridated milk consumption on human dental plaque. *Journal of Dental Research*, **71**: 644 (abst).

Kertész P, Vásórhelyi-Peredi K (1996) Plaque pH challenge after xylitol substitution and fluoride supplementation of sucrose sweetened milk. *Journal of Dental Research,* **75**: (abst).

Ketley CE, Cochran JA, Lennon MA, O'Mullane DM, Worthington HV (2002) Urinary fluoride excretion of young children exposed to different fluoride regimes. *Community Dental Health*, **19**: 12-17.

Ketley CE, Lennon MA (2000) Urinary fluoride excretion in children drinking fluoridated school milk. *International Journal of Paediatric Dentistry,* **10**: 260-270.

Ketley CE, Lennon MA (2001) Determination of fluoride intake from urinary fluoride excretion data in children drinking fluoridated school milk. *Caries Research,* **35:** 252-257.

Ketley CE, West JL, Lennon MA (2003) The use of school milk as a vehicle for fluoride in Knowsley, UK; an evaluation of effectiveness. *Community Dental Health,* **20**: 83-88.

Kim HY, Preisser JS, Rozier RG, Valiyaparambil JV (2006) Multilevel analysis of group-randomized trials with binary outcomes. *Community Dentistry and Oral Epidemiology,* **34**: 241-251.

Kolesnik AG (1997) Monitoring of fluoride intake in children participating in three milk fluoridation projects in Russia. *Stomatologiia (Mosk)*, **76**: 52-57.

Kolesnik AG, Pereslegina IG (2000) 5-year monitoring of F-intake with 2.5 ppm F-milk by its urine excretion in Russian children. *Caries Research*, **34**: 357 (abst).

König KG (1960) Pre- and posteruptive inhibition of experimental rat caries by fluorine administered in water, milk and food. *Helvetica Odontologica Acta,* **4:** 66-71.

Konikoff BS (1974) The bioavailability of fluoride in milk. *Journal of the Louisiana Dental Association,* **32**: 7-12.

Kouzmina E, Kolesnik AG, Smirnova T, Zimina V (1999) Results of a three year implementation of milk fluoridation in the Russian Federation. *Journal of Dental Research,* **78**: 366 (abst).

Kouzmina E, Kolesnik AG, Zimina VL, Nabatova T (1998) Caries reduction and F-intake in Russian children receiving F-milk. *Journal of Dental Research,* **77**: 712 (abst).

Kwan SYL, Petersen PE, Pine CM, Borutta A (2005) Health-promoting schools: an opportunity for oral health promotion. *Bulletin of the World Health Organization,* **83**: 677-685.

Lanou AJ, Berkow SE, Barnard ND (2005) Calcium, dairy products, and bone health in children and young adults: a re-evaluation of the evidence. *Pediatrics,* **115**: 736-743.

Legett BJ, Garbee WH, Gardiner JF, Lancaster DM (1987) The effect of fluoridated chocolate-flavoured milk on caries incidence in elementary school children: two and three-year studies. *Journal of Dentistry for Children,* **54**: 18-21.

Levy SM, Warren JJ, Broffitt B, Hillis SL, Kanellis MJ (2003) Fluoride, beverages and dental caries in the primary dentition. *Caries Research,* **37**: 157-165.

Lide DR (1995) *Handbook of Chemistry and Physics,* 75th ed., London: CRC Press, p 4-48.

Light AE, Bibby BG, Smith FA, Gardner DE, Hodge HC (1968) Fluoride content of teeth from children who drank fluoridated milk. *Journal of Dental Research,* **17**: 668 (abst).

Light AE, Smith FA, Gardner DE, Hodge HC (1958) Effect of fluoridated milk on deciduous teeth. *Journal of the American Dental Association,* **56**: 249 (abst).

Linkosalo E, Markkanen H (1985) Dental erosions in relation to lactovegetarian diet. *Scandinavian Journal of Dental Research,* **93**: 436-442.

Lo Storto S, Silvestrini G, Bonucci E (1992) Ultrastructural localization of alkaline and acid phosphatase activities in dental plaque. *Journal of Periodontal Research,* **27**: 161-166.

Lopes ES, Bastos JRM, Zaniratto JE (1984) Prevenção Da Cárie Dentária Atraves Da Fluoretação Do Leite Servido A Escolares De Agudos – SP, Durante 16 Meses Prevention of dental caries through fluoridation of schoolmilk in Agudos-SP, during 16 months. R*evista da Associação Paulista de Cirurgiões Dentistas,* **38**: 419-426.

Margolis HC, Moreno EC (1990) Physicochemical perspectives on the cariostatic mechanisms of systemic and topical fluorides. *Journal of Dental Research,* **69** (Special Issue): 606-613.

Mariño R, Morgan M (2006) *Manual on economic evaluation of dental caries prevention programs using milk fluoridation as an example.* Community Dental Health Monographies Series No. 13. The University of Melbourne, Australia.

Mariño R, Morgan M, Weitz A, Villa A (2007) The cost-effectiveness of adding fluorides to milk-products distributed by the National Food Supplement Program (PNAC) in rural areas of Chile. *Community Dental Health,* **24:** 75-81

Mariño R, Villa A, Guerrero S (1999) Programa de fluoración de la leche en Codegua, Chile: Evaluación al tercer año [Milk fluoridation program in Codegua, Chile: Evaluation after 3 years]. *Pan American Journal of Public Health,* **6**: 117-121.

Mariño R, Villa A, Guerrero S (2001) A community trial of fluoridated powdered milk in Chile. *Community Dentistry and Oral Epidemiology,* **29:** 435-442.

Mariño R, Villa AE, Weitz A (2006) *Dental caries prevention using milk as the vehicle for fluorides: The Chilean experiences.* Community Dental Health Monographies Series No. 12. The University of Melbourne, Australia.

Mariño R, Villa A, Weitz A, Guerrero S (2003) Prevalence of fluorosis in children aged 6-9 years old who participated in a milk fluoridation programme in Codegua, Chile. *Community Dental Health,* **20**: 143-148.

Mariño RJ, Villa AE, Weitz A, Guerrero S (2004) Caries prevalence in a rural Chilean community after cessation of a powdered milk fluoridation program. *Journal of Public Health Dentistry,* **64**: 101-105.

Marshall TA, Levy SM, Broffitt B, Warren JJ, Eichenberger-Gilmore JM, Burns TL, *et al.*, (2003) Dental caries and beverage consumption in young children. *Pediatrics,* **112:** 184-191.

Marthaler TM (1999) Editor: *Monitoring of renal fluoride excretion in community preventive programmes on oral health.* Geneva: World Health Organisation.

Marthaler TM, Mejía R, Tóth K, Viñes JJ (1978) Caries-preventive salt fluoridation. *Caries Research,* **12** Suppl 1: 15-21.

Marthaler TM, Phillips PC (1994) Urinary fluoride in Bulgarian pre-schoolchildren after intake of fluoridated milk. *Journal of Dental Research*, **73**: 178 (abst).

Marthaler TM, Phillips PC, Menghini G, Aeschbacher M (1994) Urinary fluoride in pre-schoolchildren related to use of fluoridated milk or salt. *Caries Research*, **28**: 217 (abst).

Marthaler TM, Steiner M, Menghini G, De Crousaz P (1995) Urinary fluoride excretion in children with low fluoride intake or consuming fluoridated salt. *Caries Research*, **29**: 26-34.

Maslak EE, Afonina IV, Kchmizova TG, Litovkina LS, Luneva NA (2004) The effect of a milk fluoridation project in Volgograd. *Caries Research,* **38**: 377 (abst).

Mattos-Graner RO, Zelante F, Line RCSR, Mayer MPA (1998) Association between caries prevalence and clinical, microbiological and dietary variables in 1.0 to 2.5 year old Brazilian children. *Caries Research,* **32:** 319-323.

McDougall WA (1977) Effect of milk on enamel demineralisation and remineralisation *in vitro*. *Caries Research,* **11:** 166-172.

Mills ENC, Mackie AR, Burney P, Beyer K, Frewer L, Madsen C, Botjes E (2007) The prevalence, cost and basis of food allergy across Europe. *Allergy,* **62:** 717-722.

Moher D, Schulz KF, Altman DG, CONSORT Group (2001) The CONSORT Statement: revised recommendations for improving the quality of reports of parallel-group randomised trials. *Lancet*, **357**: 1191-1194.

Mor BM, McDougall WA (1977) Effects of milk on pH of plaque and salivary sediment and the oral clearance of milk. *Caries Research,* **11:** 223-230.

Mor BM, Rodda JC (1983) In vitro remineralisation of artificial caries-like lesions with milk. *New Zealand Dental Journal,* **79:** 10-14.

Moynihan PJ, Gould ME, Huntley N, Thorman S (1996) Effect of glucose polymers in water, milk and a milk substitute on plaque pH *in vitro*. *International Journal of Paediatric Dentistry,* **6:** 19-24.

Ögaard B (1990) Effects of fluoride on caries development and progression *in vivo*. *Journal of Dental Research,* **69** (Special Issue): 813-819.

Pakhomov GN, Ivanova K, Moeller IJ, Vrabcheva M (1995) Dental caries-reducing effects of a milk fluoridation project in Bulgaria. *Journal of Public Health Dentistry,* **55**: 234-237.

Pakhomov GN, Kolesnik AG, Shamsheva AA, Kuzmina EM, Stepanova IA (2005) Milk fluoridation efficacy in a controlled study and dental caries experience dynamics in conditions of wide availability of local F-containing means. *Stomatologiia* (Mosk), **4:** 37-42.

Patz J, Henschler D, Fickenscher H (1977) Bioverfügbarkeit von Fluorid aus verschiedenen Salzen und unter dem Einfluß verschiedener Nahrungsbestandteile [Bioavailability of fluoride from various salts and under the influence of various foodstuffs] *Deutsche Zahnärtzliche Zeitschrift*, **32**: 482-486.

Pearce EI, Bibby BG (1966) Protein adsorption on bovine enamel. *Archives of Oral Biology,* **11:** 329-336.

Pearce EI, Dibdin GH (1995) The diffusion and enzymic hydrolysis of monofluorophosphate in dental plaque. *Journal of Dental Research,* **74**: 691-697.

Pereslegina IG, Kuzmina EM, Kolesnik AG (2002) Monitoring of fluoride levels in children receiving fluorinated milk for a long time and time course of their permanent teeth. *Stomatologiia (Mosk)*, **81**: 55-58.

Petersen PE (2003) The World Oral Health Report 2003: continuous improvement of oral health in the 21st century - the approach of the WHO Global Oral Health Programme. *Community Dentistry and Oral Epidemiology*, **31** (Supplement 1):3-24

Petersen PE, Lennon MA (2004) Effective use of fluorides for the prevention of dental caries in the 21st century: the WHO approach. *Community Dentistry and Oral Epidemiology*, **32:**319-321.

Petersen PE, Bourgeois D, Ogawa H, Estupinan-Day S, Ndiaye C (2005) The global burden of oral diseases and risks to oral health. *Bulletin of the World Health Organization,* **83**: 661-669.

Petersen PE, Kwan S (2004) Evaluation of community-based oral health promotion and oral disease prevention – WHO recommendations for improved evidence in public health practice. *Community Dental Health*, **21**: 319-329.

Petersson LG, Arvidsson I, Lynch E, Engström K, Twetman S (2002) Fluoride concentrations in saliva and dental plaque in young children after intake of fluoridated milk. *Caries Research*, **36**: 40-43.

Petridou E, Athanassouli T, Panagopoulos H, Revinthi K (1996) Sociodemographic and dietary factors in relation to dental health among Greek adolescents. *Community Dentistry and Oral Epidemiology,* **24:** 307-311.

Petti S, Simonetti R, Simonetti D'Arca A (1997) The effect of milk and sucrose consumption on caries in 6 to 11 year old Italian schoolchildren. *European Journal of Epidemiology,* **13:** 659-664.

Petticrew M, Roberts H (2003) Evidence, hierarchies, and typologies: horses for courses. *Journal of Epidemiology and Community Health*, **57**: 527-529.

Phillips PC (1991) Fluoride availability in fluoridated milk systems. *Caries Research*, **25**: 237 (abst).

Poulsen S, Larsen MJ, Larson RH (1976) Effect of fluoridated milk and water on enamel fluoride content and dental caries in the rat. *Caries Research*, **10**: 227-233.

Pratten J, Bedi R, Wilson M (2000) An *in vitro* study of the effect of fluoridated milk on oral bacterial biofilms. *Applied and Environmental Microbiology,* **66**: 1720-1723.

Prentice A (2004) Diet, nutrition and the prevention of osteoporosis. *Public Health Nutrition,* **7**: 227-243.

Reynolds EC, Black CL (1987a) Reduction of chocolate's cariogenicity by supplementation with sodium caseinate. *Caries Research,* **21:** 445-451.

Reynolds EC, Black CL (1987b) Confectionery composition and rat caries. *Caries Research,* **21:** 538-545.

Reynolds EC, Johnson IH (1981) Effect of milk on caries incidence and bacterial composition of dental plaque in the rat. *Archives of Oral Biology,* **26:** 445-451.

Riley JC, Klause BK, Manning CJ, Davies GM, Graham J, Worthington HV (2005) Milk fluoridation: a comparison of dental health in two school communities in England. *Community Dental Health,* **22:** 141-145.

Rölla G, Ekstrand J (1996) Fluoride in oral fluids and dental plaque. In: *Fluoride in Dentistry* 2nd edition. Eds. Fejerskov O, Ekstrand J, Burt B. Copenhagen: Munksgaard, p 215-229.

Rotgans J (1992) The effect of distilled water, milk, Dentamilk and mineral water on dental caries in rats. *Caries Research,* **26**: 237 (abst).

Rugg-Gunn AJ (1993) *Nutrition and Dental Health.* Oxford: Oxford University Press.

Rugg-Gunn AJ, Boteva ES (1997) Fluoride retention in enamel slabs after rinsing or drinking F milk or F water (results from a pilot study). *Journal of Dental Research,* **76**: 357 (abst).

Rugg-Gunn AJ, Boteva ES (2000a) Protein mediated fluoridation and enamel remineralisation: an *in vitro* approach. *Stoma,* **28**: 287-291.

Rugg-Gunn AJ, Boteva ES (2000b) Fluoride and calcium retention in the mouth after rinsing with fluoridated milk or fluoridated water. *Stoma,* **28**: 223-226.

Rugg-Gunn AJ, Hackett AF, Appleton DR, Jenkins GN, Eastoe JE (1984) Relationship between dietary habits and caries increment assessed over two years in 405 English adolescent school children. *Archives of Oral Biology,* **29:** 983-992.

Rugg-Gunn AJ, Roberts GJ, Wright WG (1985) Effect of human milk on plaque pH *in situ* and enamel dissolution *in vitro* compared with bovine milk, lactose and sucrose. *Caries Research,* **19:** 327-334.

Rusoff LL, Konikoff BS, Frye JB, Johnson JE, Frye WW (1962) Fluoride addition to milk and its effect on dental caries in school children. *The American Journal of Clinical Nutrition,* **11:** 94-101.

Rychetnik L, Frommer M, Hawe P, Shiell A (2002) Criteria for evaluating evidence on public health interventions. *Journal of Epidemiology and Community Health*, **56**: 119-127.

Shannon IL (1977) Biochemistry of fluoride in saliva. *Caries Research*, **11** Suppl 1: 206-225.

Sharkov NI, Phillips PC (2000) Fortification of 2.5 and 5 ppm fluoridated milk with iron, copper and zinc: effect on fluoride availability and activity. *Caries Research*, **34**: 357 (abst).

Shaw JH, Ensfield BJ, Wollman DH (1959) Studies on the relation of dairy products to dental caries in caries-susceptible rats. *The Journal of Nutrition,* **67**: 253-273.

Shchori D, Gedalia I, Nizel AE, Westreich V (1976) Fluoride uptake in rats given tea and milk. *Journal of Dental Research*, **55**: 916 (abst).

Shulman ER, Vallejo M (1990) Effect of gastric contents on the bioavailability of fluoride in humans. *Pediatric Dentistry*, **12**: 237-240.

Sichert-Hellert W, Kersting M, Manz F (2001) Fifteen year trends in water intake in German children and adolescents: results of the DONALD Study. Dortmund Nutritional and Anthropometric Longitudinally Designed Study. *Acta Paediatrica,* **90**: 732-737.

Sohn W, Burt BA, Sowers MR (2006) Carbonated soft drinks and dental caries in the primary dentition. *Journal of Dental Research,* **85**: 262-266.

Southgate DAT (2000) Milk and milk products, fats and oils. In: *Human nutrition and dietetics*, 10th edition. Eds. Garrow JS, James WPT, Ralph A. Edinburgh: Churchill Livingstone, p. 375-383.

Spak CJ, Ekstrand J, Zilberstein D (1982) Bioavailability of fluoride added to baby formula and milk. *Caries Research*, **16**: 249-256.

Spencer AJ (2003) An evidence-based approach to the prevention of oral diseases. *Medical Principles and Practice: International Journal of the Kuwait University, Health Science Centre,* **12** Suppl 1: 3-11.

Sperling G, Lovelace F, Barnes LL, Smith CAH, Saxton JA Jr, McCay CM (1955) Effect of long time feeding of whole milk diets to white rats. *The Journal of Nutrition,* **55**: 399-414.

Sprawson E (1932a) Freedom from and immunity to dental caries. *British Dental Journal,* **52**: 174-177.

Sprawson E (1932b) Concerning raw milk and immunity to dental caries. *British Dental Journal,* **52**: 642-646.

Sprawson E (1932c) Preliminary investigation of the influence of raw milk on teeth and lymphoid tissue. *Proceedings of the Royal Society of Medicine,* **25**: 649-664.

Sprawson E (1934) Diet and dental caries. *British Dental Journal,* **56**: 125-131.

Sprawson E (1947) Foods and feeding as they affect teeth and their environment. *British Dental Journal,* **83**: 227-235.

Stamm JW (1972) Milk fluoridation as a public health measure. *Journal of the Canadian Dental Association,* **38**: 446-448.

Stephan RM (1966) Effects of different types of human foods on dental health in experimental animals. *Journal of Dental Research,* **45**: 1551-1561.

Stephen KW, Boyle IT, Campbell D, McNee S, Boyle P (1984) Five-year double-blind fluoridated milk study in Scotland. *Community Dentistry and Oral Epidemiology,* **12**: 223-229.

Stephen KW, Boyle IT, Campbell D, McNee S, Fyffe JA, Jenkins AS *et al* (1981) A 4-year double-blind fluoridated school milk study in a vitamin-D deficient area. *British Dental Journal,* **151**: 287-292.

Stösser L, Kneist S, Grosser W (1995a) The effects of non-fluoridated and fluoridated milk on experimental caries in rats. *Advances in Dental Research,* **9**: 122-124.

Stösser L, Kneist S, Grosser W, Künzel W, Bánóczy J (1995b) Der kariesprotektive effekt der Milchfluoridierung im Tierversuch. [The caries preventive effect of fluoridated milk in animal experiments.] *Deutsche Zahnärztliche Zeitschrift,* **50**: 463-470.

Swenander Lanke L (1957) Influence on salivary sugar of certain properties of foodstuffs and individual oral conditions. *Acta Odontologica Scandinavica,* **15** Suppl 23: 1-156.

Székely M, Fazakas Z, Balogh-Samarghitan V, Bánóczy J (2006) Urinary fluoride excretion after milk and tea consumption in young adults. *Caries Research,* **40:** 308-309 (abst).

Székely M, Fazakas Z, Balogh-Samarghitan V, Bónóczy J, Tóth Z (2007) Salivary and urinary fluoride excretion after short-term fluoridated milk and food consumption. *Caries Research,* **41:** 277 (abst).

Székely M, Fazakas Z, Hobai S, Bánóczy J, Villa A (2004) Comparative base-line study of the urinary fluoride excretion in Romanian pre-school children. *Caries Research,* **38**: 377 (abst).

Székely M, Fazakas Z, Hobai S, Villa A, Bánóczy J (2002) Urinary fluoride excretion in Romanian pre-school children. *Caries Research,* **36**: 201 (abst).

Ten Cate JM (1990) *In vitro* studies on the effects of fluoride on de- and remineralization. *Journal of Dental Research,* **69** (Special Issue): 614-619.

Ten Cate JM, Featherstone JDB (1996) Physicochemical aspects of fluoride-enamel interactions. In: *Fluoride in Dentistry* 2nd edition. Eds. Fejerskov O, Ekstrand J, Burt B. Copenhagen: Munksgaard, p 252-272.

Thompson ME, Dever JG, Pearce EIF (1984) Intra-oral testing of flavoured sweetened milk. *The New Zealand Dental Journal,* **80:** 44-46.

Tóth Z, Fazakas Z, Balogh-Samarghitan V, Bánóczy J, Székely M (2007) Effect of solid food consumption on fluoride availability from fluoridated milk. *Caries Research,* **41**: 277 (abst).

Tóth Z, Gintner Z, Bánóczy J, Phillips PC (1997) The effect of fluoridated milk on human dental enamel in an *in vitro* demineralisation model. *Caries Research,* **31**: 212-215.

Tóth Z, Zimmermann P, Bánóczy J, Szombath D (1987) Enamel biopsy studies after five years consumption of fluoridated milk. *Fluoride,* **20**: 171-176.

Tóth Z, Zimmermann P, Gintner Z, Bánóczy J (1989) Changes of acid solubility and fluoride content of the enamel surface in children consuming fluoridated milk. *Acta Physiologica Hungarica,* **74**: 135-140.

Toumba KJ, Duggal MS, Phillips PC (1996) Plasma and urinary fluoride levels following ingestion of fluoridated milk. *Caries Research*, **30**: 306 (abst).

Trautner K (1989) Einfluß von Nahrungsmitteln auf die Bioverfügbarkeit von Fluorid [Effect of food on fluoride bioavailability]. *Zeitschrift für Stomatologie*, **86**: 393-399.

Trautner K, Einwag J (1989) Influence of milk and food on fluoride bioavailability from NaF and Na_2FPO_3 in man. *Journal of Dental Research*, **68**: 72-77.

Trautner K, Siebert G (1986) An experimental study of bioavailability of fluoride from dietary sources in man. *Archives of Oral Biology*, **31**: 223-228.

Treasure E (2004) The TREND statement. *Evidence-Based Dentistry*, **5**: 88-91.

Trichopoulou A, Naska A, Costacou T, DAFNE III Group (2002) Disparities in food habits across Europe. *The Proceedings of the Nutrition Society,* **61**: 553-558.

Twetman S, Nederfors T, Petersson LG (1998) Fluoride concentration in whole saliva and separate gland secretions in schoolchildren after intake of fluoridated milk. *Caries Research*, **32**: 412-416.

Uauy R, Kain J (2002) The epidemiological transition: need to incorporate obesity prevention into nutrition programmes. *Public Health Nutrition,* **5**: 223-229.

Vacca-Smith AM, Bowen WH (1995) The effect of milk and kappa-casein on streptococcal glucosyltransferase. *Caries Research,* **29**: 498-506.

Vacca-Smith AM, Bowen WH (2000) The effects of milk and kappa-casein on salivary pellicle formed on hydroxyapatite discs in situ. *Caries Research,* **34**: 88-93.

Vacca-Smith AM, van Wuyckhuyse BC, Tabak LA, Bowen WH (1994) The effect of milk and casein proteins on the adherence of streptococcus mutans to saliva-coated hydroxyapatite. *Archives of Oral Biology,* **39**: 1063-1069.

Varnam AH, Sutherland JP (1994) *Milk and milk products: technology, chemistry and microbiology.* London: Chapman and Hall.

Villa AE (1988) Rapid method for determining very low fluoride concentrations using an ion-selective electrode. *Analyst,* **113**: 1299-1303.

Villa AE (2000) The absorption of fluoride from disodium monofluorophosphate in milk. *Journal of Dental Research,* **79**: 304 (abst).

Villa AE (2001) Relative bioavailability of fluoridated milk ingested together with breakfast food. *Caries Research,* **35**: 284-285 (abst).

Villa AE (2004) Critical evaluation of previously published data on the fractional urinary fluoride excretion in young children. *Community Dental Health,* **21**: 155-169.

Villa A, Anabalón M, Cabezas L (2000) The fractional urinary fluoride excretion in young children under stable fluoride intake conditions. *Community Dentistry and Oral Epidemiology,* **28**: 344-355.

Villa A, Cabezas L, Anabalón M, Garza E (2004) The fractional urinary fluoride excretion of adolescents and adults under customary fluoride intake conditions, in a community with 0.6-mg F/L in its drinking water. *Community Dental Health,* **21**: 11-18.

Villa A, Carrasco G, Valenzuela A, Garrido A (1992) The effect of calcium on disodium monofluorophosphate absorption from the gastrointestinal tract of rats. *Research Communications in Chemical Pathology and Pharmacology,* **77**: 367-374.

Villa A, Guerrero S, Cisternas P, Monkeberg F (1989) Fluoride bioavailability from disodium monofluorophosphate fluoridated milk in children and rats. *Caries Research,* **23**: 179-183.

Villa A, Rosenkrantz C, Garrido A (1993) Fluoride absorption from disodium and calcium monofluorophosphates from the gastrointestinal tract of rats. *Research Communications in Chemical Pathology and Pharmacology,* **81**: 53-67.

Villa AE, Salazar G, Anabalón M, Cabezas L (1999) Estimation of the fraction of an ingested dose of fluoride excreted through urine in pre-school children. *Community Dentistry and Oral Epidemiology*, **27**: 305-312.

Villa AE, Torti H (1987) Desarrollo y elaboración de leche fluorada. [Development and manufacture of fluoridated milk]. Santiago de Chile, CORFO, 1987 (unpublished document: Final report, December 1987, available on request from Biblioteca, CORFO, Casilla 3886, Santiago, Chile).

Vogel GL, Mao Y, Chow LC, Proskin HM (2000) Fluoride in plaque fluid, plaque and saliva measured for 2 hours after a sodium fluoride monofluorophosphate rinse. *Caries Research,* **34**: 404-411.

Wang W, Bian J, Cao C (2001a) A study on the bioavailability of fluoride added into milk. *Zhonghua Kou Quiang Yi Xue Za Zhi*, **36**: 116-118.

Wang WH, Wang Q, Bian JY, Cao CF (2001b) An *in vivo* study on remineralisation and anti-caries effects of fluoridated milk. *Journal of Modern Stomatology,* **15**: 114-116.

Watt RG (2005) Strategies and approaches in oral disease prevention and health promotion. *Bulletin of the World Health Organization,* **83**: 711-718.

Weitz A, Marinanco MI, Villa A (2007) Reduction of caries in rural school-children exposed to fluoride through a Milk-Fluoridation Programme in Araucania, Chile. *Community Dental Health,* **24:** 186-191.

Werner CWW, Perin PC (2004) Pragmatic soya milk fluoridation clinical trial. *Journal of Dental Research,* **83** (Special Issue A): (abst 2002).

Wham C, Worsley A (2003) New Zealander's attitudes to milk: implications for public health. *Public Health Nutrition,* **6:** 73-78.

Whitford G, Pashley D, Allison N (1983) Effects of fluoride in bone. *Caries Research,* **17** Suppl 1: 69-76.

Whitford GM (1990) The physiological and toxicological characteristics of fluoride. *Journal of Dental Research,* **69** (Special Issue): 539-549.

Whitford GM (1996) *Fluoride metabolism and toxicity of fluorides.* In: Monograph in Oral Sciences 2nd rev. edition, Ed. Myers HM. Basel: Karger.

WHO (1970) *Fluorides and human health.* Geneva: World Health Organisation: Monograph Series No 59; 344.

WHO (1979) *Oral Health Surveys, Basic Methods.* 2nd ed. Geneva: World Health Organization.

WHO (1987) *Oral Health Surveys, Basic Methods.* 3rd ed. Geneva: World Health Organization.

WHO (1994) *Fluorides and oral health.* Report of a WHO Expert Committee on Oral Health Status and Fluoride Use. WHO Technical Report Series, No. 846. Geneva: WHO.

WHO (1997) *Oral Health Surveys, Basic Methods.* 4th ed. Geneva: World Health Organization.

WHO (2003a) The World Oral Health Report 2003. Geneva: World Health Organization.

WHO (2003b) *Oral health promotion: an essential element of a health-promoting school.* WHO information series on school health, document eleven. Geneva: World Health Organization.

WHO (2005a) Global Strategy on Diet, Physical Activity and Health. Geneva: World Health Organization.

WHO (2005b) Guiding principles for feeding non-breastfed children 6-24 months of age. World Health Organization.

WHO (2006) *Food allergies.* INFOSAN information note no. 3/2006. Geneva: World Health Organization.

WHO (2007) *HIV and infant feeding.* Update based on the technical consultation held on behalf of the Inter-agency Team (IATT) on Prevention of HIV Infections in Pregnant Women, Mothers and their Infants, Geneva, 25-27 October 2006. Geneva: World Health Organization.

WHO (2008a) *Expert meeting to review toxicological aspects of melamine and cyanuric acid in collaboration with FAO.* Supported by Health Canada. Ottawa, Canada, 1-4 December 2008. Geneva: World Health Organization.

WHO (2008b) *Melamine-contamination event.* News release, 5 December 2008. www.who.int/foodsafety/fs_management/infosan_events.

WHO/FAO (2003) *Diet, nutrition and the prevention of chronic diseases.* WHO Technical Report Series 916. Geneva: World Health Organization.

WHO and UNICEF (2003) *Global strategy for infant and young child feeding.* Geneva: World Health Organization.

WHO and UNICEF (2007) *Planning guide for national implementation of the global strategy for infant and young child feeding.* Geneva: World Health Organization.

Wieczorek P, Sumujlo D, Chlubek D, Machoy Z (1992) Interaction of fluoride ions with milk proteins studied by gel filtration. *Fluoride,* **25**: 171-174.

Wirz R (1964) Ergebnisse des Grossversuches mit fluoridierter Milch in Winterthur von 1958 bis 1964. [Results of the large-scale milk-fluoridation experiment in Winterthur from 1958 to 1964] *Schweizerische Monatsschrift für Zahnheilkunde,* **74**: 767-784.

Woodward SM, Ketley CE, Pealing R, West J, Lennon MA (2001) School milk as a vehicle for fluoride in the United Kingdom. An interim report. *Community Dental Health,* **18**: 150-156.

Woodward SM, Rugg-Gunn A, Bánóczy J (2008) Why fluoridate milk? *Preventive Dentistry,* **3** (Issue 4): 46 – 49.

Yeung CA, Hitchings JL, Macfarlane TV, Threlfall AG, Tickle M, Glenny AM (2005) Fluoridated milk for preventing dental caries. *Cochrane Database of Systematic Reviews* 2005, Issue 3. Art.No.: CD003876.pub2. DOI:10.1002/14651858.CD003876.pub2.

Zahlaka M, Mitri O, Munder H, Mann J, Kaldavi A, Galon H *et al* (1987) The effect of fluoridated milk on caries in Arab children. Results after 3 years. *Clinical Preventive Dentistry*, **9**: 23-25.

Zhou ZY, Tian WM, Zhou JL (2002) The emerging dairy economy in China: production, consumption and trade prospects. *Agribusiness Review* **10**: 1-14.

Ziegler E (1953) Cariesprophylaxe durch Fluorierung der Milch Caries prevention through fluoridation of milk. *Schweizerische Medizinische Wochenschrift,* 8**3**: **7**23-724.

Ziegler E (1956) Über die Milchfluorierung. [The fluoridation of milk]. *Bulletin der Schweizerischen Akademie der Medizinischen Wissenschaften*, **12**: 466-480.

Ziegler E (1959) Die Ausgangslage des Winterthurer Grossversuches mit Fluorzugabe zur Milch [Basic data from the large-scale milk-fluoridation experiment in Winterthur]. *Mitteilungen der Natur-wissenschaftlichen Gesellschaft Winterthur*, **29**: 139-156.

Ziegler E (1964) Bericht über den Winterthurer Grossversuch mit Fluorzugabe zur Haushaltmilch. [Report on the Winterthur study with fluoridation of household-milk]. *Helvetica Paediatrica Acta*, **19**: 343-354.

Zita AC, McDonald RE, Andrews AL (1959) Dietary habits and the dental caries experience in 200 children. *Journal of Dental Research,* **38**: 860-865.

Zohouri FV, Rugg-Gunn AJ (2000) Total fluoride intake and urinary excretion in 4-year-old Iranian children residing in low-fluoride areas. *British Journal of Nutrition,* **83**: 15-25.

Zohouri FV, Rugg-Gunn AJ, Fletcher ES, Hackett AF, Moynihan PJ, Mathers JC, *et al* (2004) Changes in water intake of Northumberland adolescents 1980 to 2000. *British Dental Journal,* **196**: 547-552.

Zohouri FV, Swinbank CM, Maguire A, Moynihan PJ (2006) Is the fluoride/creatinine ratio of a spot urine sample indicative of 24-h urinary fluoride? *Community Dentistry Oral Epidemiology,* **34**: 130-138.

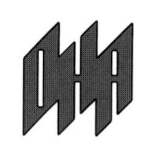

監　修：平田　幸夫（神奈川歯科大学社会歯科学講座歯科医療社会学分野教授）

訳　者：阿部　　智（神奈川歯科大学社会歯科学講座歯科医療社会学分野助教）
　　　　荒川　浩久（神奈川歯科大学健康科学講座口腔保健学分野教授）
　　　　瀧口　　徹（神奈川歯科大学社会歯科学講座歯科医療社会学分野客員教授）
　　　　平田　幸夫（神奈川歯科大学社会歯科学講座歯科医療社会学分野教授）
　　　　山本　龍生（神奈川歯科大学社会歯科学講座歯科医療社会学分野准教授）

協力者：今村　嘉宣（今村歯科医院院長）

（敬称略・五十音順）

う蝕予防のためのミルクフロリデーション

2011年2月10日　第1版・第1刷発行

監修　平田　幸夫
発行　財団法人　口腔保健協会
　〒170-0003　東京都豊島区駒込1-43-9
　振替　00130-6-9297　Tel. 03-3947-8301 ㈹
　　　　　　　　　　　　Fax. 03-3947-8073
　http://www.kokuhoken.or.jp

乱丁・落丁の際はお取り替えいたします．　　　　　印刷・製本／壮光舎印刷
Ⓒ Yukio Hirata, et al. 2011. Printed in Japan〔検印廃止〕
　　　　　ISBN978-4-89605-269-5　C3047

本書の内容を無断で複写・複製・転載すると，著作権・出版権の侵害となることがありますので御注意ください．

JCOPY〈（社）出版者著作権管理機構　委託出版物〉
本書の無断複写は著作権法上での例外を除き禁じられています．複写される場合は，そのつど事前に，（社）出版者著作権管理機構（電話 03-3513-6969, FAX 03-3513-6979, e-mail：info@jcopy.or.jp）の許諾を得てください．